关爱甲状旁腺健康

肾病、骨病与尿路结石患者必读

任国胜　主审

孔令泉　吴凯南　厉红元　主编

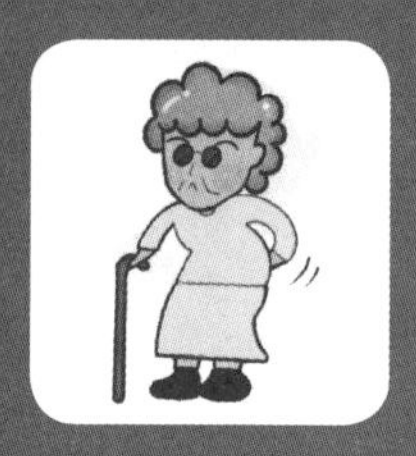

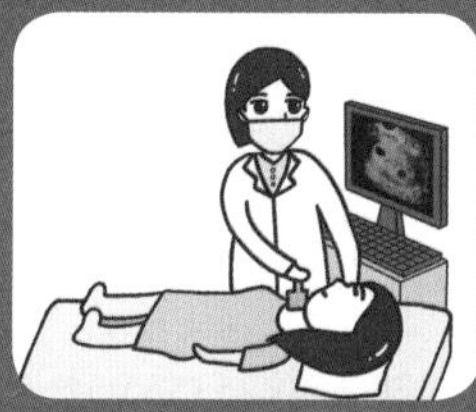

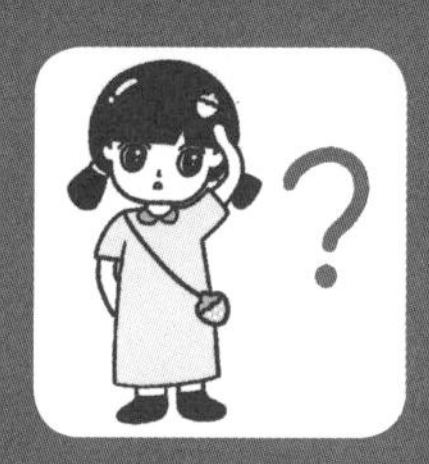

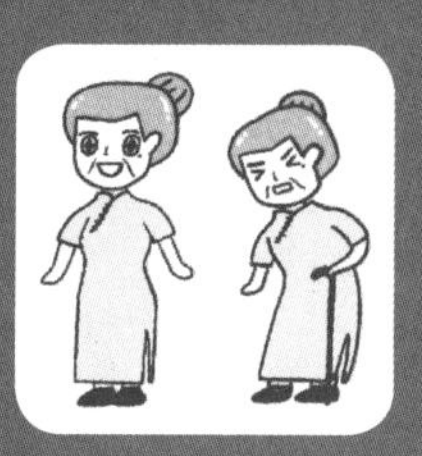

科学出版社

北京

内 容 简 介

本书采用以问答为主的方式，全面介绍了甲状旁腺的基本知识与相关疾病，包括维生素 D 缺乏 / 不足或钙剂补充不足引起的甲状旁腺功能增强或亢进，进而导致尿路结石、骨量下降、骨质疏松、身高变矮、骨折等病变，原发性甲旁亢和继发性甲旁亢的诊断与防治，甲旁亢患者围手术期的处理及随访等问题。

本书语言通俗易懂、内容简明扼要，可供甲状旁腺相关疾病患者及其家属阅读，也可供相关科室的医护人员参考。

图书在版编目（CIP）数据

关爱甲状旁腺健康：肾病、骨病与尿路结石患者必读 / 孔令泉，吴凯南，厉红元主编 . —北京：科学出版社，2020.12

ISBN 978-7-03-067303-9

Ⅰ . ①关…　Ⅱ . ①孔… ②吴… ③厉…　Ⅲ . ①甲状旁腺疾病－防治－问题解答　Ⅳ . ① R582-44

中国版本图书馆 CIP 数据核字（2020）第 253555 号

责任编辑：沈红芬 / 责任校对：张小霞
责任印制：肖　兴 / 封面设计：王　浩

科学出版社 出版
北京东黄城根北街 16 号
邮政编码：100717
http://www. sciencep. com
天津市新科印刷有限公司 印刷
科学出版社发行　各地新华书店经销
*
2020 年 12 月第　一　版　开本：720×1000　1/16
2020 年 12 月第一次印刷　印张：6 3/4
字数：80 000

定价：45.00 元
（如有印装质量问题，我社负责调换）

编写人员

主　审　任国胜

主　编　孔令泉　吴凯南　厉红元

副主编　果　磊　赵小波　胡　燕　唐乐辉　李　伟

编　者（以姓氏汉语拼音排序）

曹益嘉　陈浩然　陈莉莎　陈茂山　陈钰玲
陈元文　程　巧　程庆丰　戴　威　杜晓刚
付婧婕　付婷婷　傅仕敏　果　磊　胡　燕
黄剑波　孔　榕　孔德路　孔令泉　黎　颖
李　浩　李　红　李　蓉　李　姝　李　伟
李　欣　李英存　厉红元　梁馨予　刘　颖
刘家硕　刘丽萍　刘自力　卢林捷　罗　凤
罗　欢　马晨煜　欧阳祖彬　庞　华　庞　敏
冉　亮　冉一丹　佘睿灵　石　果　石永军
史艳玲　宋靖宇　唐乐辉　唐铃丰　唐秀英
田　申　涂　波　王　泽　王安银　王忠良
魏嘉莹　魏余贤　吴凯南　吴友凤　吴玉团
伍　娟　武　赫　夏连芳　肖　俊　肖星宇
邢　雷　徐　周　郁　斌　张　翔　赵春霞
赵小波　朱　洁　邹宝山

主编简介

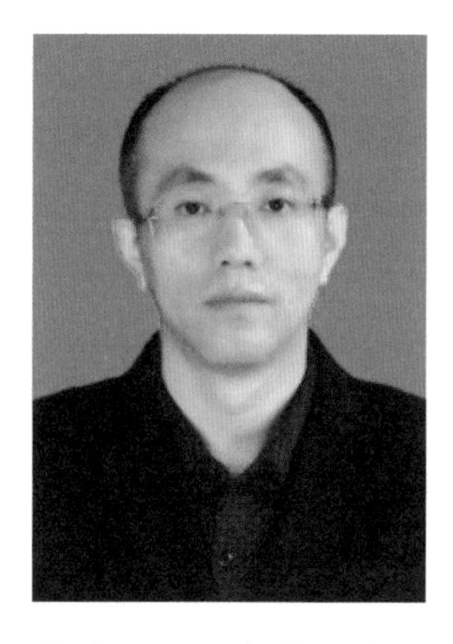

孔令泉　主任医师、教授，全国住院医师规范化培训评估专家，中国抗癌协会青年理事会理事，重庆市临床医学研究联合会理事长，重庆市医师协会乳腺外科专业委员会常委，重庆市中西医结合委员会甲状腺疾病专业委员会主任委员。长期从事乳腺癌、甲状腺癌和甲状旁腺功能亢进症等普外科临床医学教研工作，并致力于乳腺疾病、甲状腺疾病和甲状旁腺疾病的科普宣传工作。发表科研论文120余篇，其中SCI收录40余篇；主编医学类著作13部，参编12部。5次荣获重庆医科大学优秀教师称号；获重庆医科大学教学成果一等奖、二等奖各1项，优秀教材奖二等奖1项。

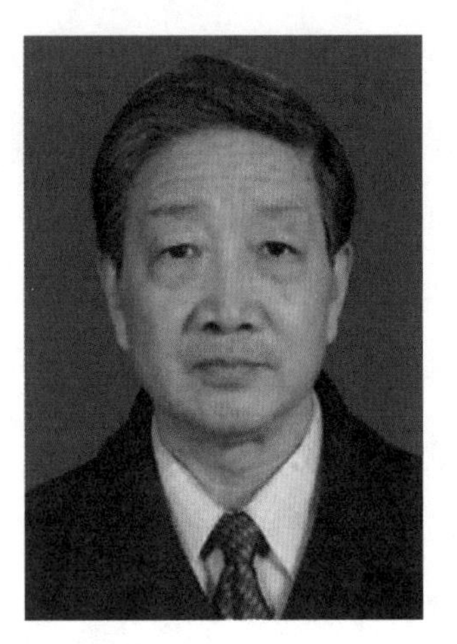

吴凯南 主任医师、教授，中国抗癌协会乳腺癌专业委员会名誉顾问。历任四川省抗癌协会理事，重庆市抗癌协会乳腺癌专业委员会委员，重庆医科大学省级重点学科“肿瘤学”学科带头人，重庆医科大学基础外科研究室副主任，重庆医科大学附属第一医院普外科副主任、内分泌乳腺外科主任，重庆市乳腺癌中心主任。

从事外科临床、教学及科研工作近60年，进行内分泌乳腺外科研究40余年，在乳腺癌的病因探讨、保乳治疗、新辅助化疗、内分泌治疗及综合治疗的规范化、个体化方面进行了深入研究并有所建树。发表论文160余篇，主编医学著作10余部。荣获市级科技进步二等奖1项、省（部）级科技进步三等奖2项、地厅级医学科技成果奖2项（均为第一完成人）；重庆医科大学教学成果一等奖、二等奖各1项，优秀教材奖二等奖1项。

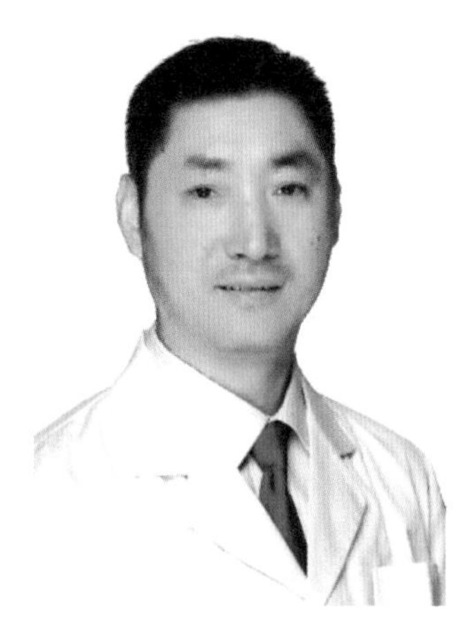

厉红元　主任医师、硕士研究生导师，重庆医科大学附属第一医院内分泌乳腺外科（重庆市乳腺癌中心）主任。中国抗癌协会乳腺癌专业委员会常务委员兼秘书长，中国医师协会外科医师分会乳腺外科委员会常务委员兼秘书长，重庆市抗癌协会乳腺癌专业委员会主任委员，重庆市医师协会乳腺外科专业委员会主任委员。从事普外科医疗、教学及科研工作20余年；对普外科各种疾病的诊断和治疗具有较丰富的临床经验，尤其擅长乳腺、甲状腺、胰腺疾病的诊断和治疗。发表论文110余篇，参与编写有关乳腺疾病的专著5部；获重庆市科技进步奖和重庆市卫生局医学科学奖各1项。

前　言

甲状旁腺是位于甲状腺背面的 3 ～ 5 枚约半粒黄豆大小的腺体，虽然很小，却是人体重要的内分泌腺体之一，它分泌甲状旁腺激素（PTH），调节体内钙与磷的代谢。正常情况下，PTH 与血中钙离子浓度之间存在反馈关系：血钙过低可刺激 PTH 释放，过高则抑制 PTH 释放。其功能失调会引起患者血中钙与磷的比例失常，危及患者健康。甲状旁腺常见的疾病按其功能状况可分为甲状旁腺功能增强、甲状旁腺功能亢进症（简称甲旁亢）和甲状旁腺功能减退症（简称甲旁减）；还可根据发生机制将甲旁亢分为原发性甲旁亢（主要病理类型包括增生、腺瘤和腺癌）、继发性甲旁亢和三发性甲旁亢。

原发性甲旁亢是甲状旁腺本身的病变，初期无明显临床表现，随着病情进展可表现为肌肉骨骼关节疼痛、骨量下降、骨质疏松、骨折、尿路结石、胃肠道疾病、反复胰腺炎、反复口腔溃疡、记忆力和情绪改变等，有以上表现的人群应警惕存在原发性甲旁亢的可能性。继发性甲旁亢是由甲状旁腺自身以外的各种原因导致的，其中较常见的原因是慢性肾病，目前我国慢性肾病的患病率已高达 10.8%。部分慢性肾病患者进展为终末期肾病（尿毒症）后，需要接受规律透析，尽管研究表明患者平均寿命已有明显延长，但随着透析次数的增加，继发性甲旁亢的发病率也随之增高，高达 55.7%。全国有 300 万以上的继发性甲旁亢患者，其中需手术治疗的难治性甲旁亢患者约占 10%。虽然该病患者众多，但人们对其认识不足，很多患者往往等到疾病发展至较为严重时才就医。

笔者在长期临床诊疗中发现，目前被诊断为原发性甲旁亢的患者，其实很多并非原发性，而应归为继发性，因为其中多数与维生素D缺乏/不足或钙剂补充不足有关，即长期的维生素D缺乏/不足或钙剂补充不足引起的相对低血钙，导致甲状旁腺功能增强，刺激甲状旁腺增生，分泌过多的甲状旁腺激素以代偿性调节钙磷平衡。其在初期处于可逆阶段时，可经药物治愈，但长期维生素D缺乏/不足或钙剂补充不足所致的低钙刺激将导致甲状旁腺过度增生甚至瘤变，可引发严重的顽固性肾结石、骨量下降、骨质疏松、身高变矮、骨折等病变，从而不得不接受手术治疗。临床常见一些患者因维生素D缺乏/不足或钙剂补充不足所致甲状旁腺功能增强或亢进而导致肾结石、肾积水、肾功能损害，最终导致尿毒症。其实，此类悲剧是完全可以避免的！

目前临床诊断的“原发性甲旁亢”多数有其病因，在发病早期是可防可控的。如能意识到并重视这一点，在普通体检人群中常规进行钙镁磷、25-羟维生素D、甲状旁腺激素等骨代谢指标的筛查，加强甲状旁腺功能增强、甲旁亢和骨代谢疾病的防治，将会使人们的骨健康状况及尿路结石等问题得到明显改善，也会有大量的“原发性甲旁亢”（实际上是继发性甲旁亢）患者在疾病早期经调整生活方式、加强钙剂和维生素D的补充得到治愈而避免手术治疗。临床上对有肌肉骨骼疼痛、骨量下降、骨质疏松、骨折、尿路结石、胃肠道疾病、反复胰腺炎、反复发作的口腔溃疡、记忆力和情绪改变等表现的人群尤应加强这方面的筛查与防治，而不应等到患者出现顽固性尿路结石、反复发生骨折时，才开始考虑进行钙镁磷、25-羟维生素D、甲状旁腺激素等骨代谢指标的检查。对一些原发性甲旁亢的诊断及其概念的更正是非常必要且有重要临床意义的，因为多数“原发性甲旁亢”（尤其是维生素D缺乏/不足或钙剂补充不足相关性甲状旁腺功能增强或亢进）可防可治（内科治疗），积极预防和早期诊治至关重要，而一旦被误诊为“原发性甲旁亢”，则变为不可防、不可内科治疗，而只能等待手术治疗！

同样，慢性肾病相关的继发性甲旁亢也是由于长期的维生素D缺乏/不足或钙剂补充不足所致的低血钙而引起。如能加强其病因防治，慢性肾病患者中甲状旁腺功能增强、继发性甲旁亢和三发性甲旁亢的发生率将大幅度降低，即使发生，在其早期阶段多可经药物治疗控制而尽量避免手术干预。

有研究显示，维生素D缺乏/不足已成为世界性公共健康问题，全世界有近50%的人口受维生素D缺乏/不足的影响，维生素D缺乏/不足将明显影响血钙的吸收，再加上部分人群饮食中含钙量不足，导致很多健康个体血钙偏低，因此由“健康人”平均血钙水平测算得出的血钙正常值范围很可能并非真正的正常值范围，其中包含了一些实际血钙偏低的人群。目前笔者所在医院血钙的正常值范围为2.11～2.52mmol/L，而笔者在临床实践中发现正常血钙的下限值应该在2.35～2.4mmol/L或以上；同时，甲状旁腺激素的正常值范围的上限偏高，应该下调；此外，还应认识到，这一甲状旁腺激素值的范围还包括了甲状旁腺功能增强所对应的数值范围。因此，应重新界定血钙和甲状旁腺激素值正常的人群，测定准确的血钙和甲状旁腺激素正常值范围，以正确地指导临床，很多患者会因此获益。

多种证据表明，维生素D缺乏/不足不仅会造成骨骼疾病（包括营养性佝偻病、软骨病、骨量下降、骨质疏松）及相关甲状旁腺功能增强或继发性甲旁亢，其还与多种骨骼外疾病密切相关，包括心血管疾病、代谢综合征（肥胖、糖耐量减低/糖尿病、脂代谢紊乱和高血压）、恶性肿瘤、感染、过敏性疾病及哮喘、精神和神经疾病、自身免疫性疾病、慢性肾病、口腔溃疡等。如能规范防治人群维生素D缺乏/不足，将可使更多的人群获得骨健康和正常钙磷代谢以外的益处。

因此，有必要编写这本科普书《关爱甲状旁腺健康——肾病、骨病与尿路结石患者必读》，倡导在普通体检人群中常规进行钙镁磷、25-羟维生素D、甲状旁腺激素等骨代谢指标的筛查。本书以专科理论知识及临床实践经验为基础，兼顾专业性和通俗性，对甲状旁腺的基本知识及其相关疾病的临床表现、诊断与防治，维生素D缺乏/不足的诊断与防治，维生素D缺乏/不足相关性骨健康，维生素D缺乏/不足或钙剂补充不足相关性甲状旁腺功能增强或亢进，体检人群常规进行钙镁磷、25-羟维生素D、甲状旁腺激素等骨代谢指标检查的必要性，继发性甲旁亢的诊断与防治，尿毒症继发性甲旁亢术后甲状腺毒症（高甲状腺素血症），尿毒症透析患者监测B型脑钠肽的必要性等，做了较为详细的阐述。本书还特别介绍了患者住院期间根据病情变化需要做的检查项目，目前世界各国慢性肾病透析者接受甲状旁腺手术治疗的情况，以及术后相关并发症和复发的处理等临床问题。希望通过本书能够加强甲状旁腺健康的科普宣教，增强人们对此病的认识与重视，以早期发现和防治甲状旁腺相关疾病。本书对从事甲状旁腺疾病临床防治工作的肾内科、内分泌科、泌尿外科、普外科和骨科医师及医学生也有重要的学习和参考价值。

参与本书编写与校对的人员有：重庆医科大学附属第一医院内分泌乳腺外科吴凯南、厉红元、孔令泉、罗凤、石果、刘颖、陈莉莎、夏连芳、唐秀英、程巧、魏余贤、张翔、黄剑波、邢雷、吴友凤、朱洁、冉一丹、李欣、李浩、李姝、唐铃丰、田申、伍娟、陈钰玲、魏嘉莹、梁馨予、宋靖宇，肾内科杜晓刚，内分泌科程庆丰、李蓉，急诊科傅仕敏，放射科欧阳祖彬、郁斌，超声科刘丽萍、涂波，检验科黎颖、石永军，神经外科刘自力、孔德路；《中华内分泌外科杂志》编辑部果磊；重庆医科大学附属儿童医院胡燕、王忠良、李英存、庞敏；重庆医科大学附属第二医院史艳玲、马晨煜、佘睿灵；重庆医科大学肖星宇；川北医学院附属医院甲状腺乳腺外科赵小波、徐周；重庆大学附属中心医院李伟；中国科学院大学重庆仁济医院（重庆市第五人民医院）陈元文、邹宝山；重庆市合川区人民医院唐乐辉；广西柳州市人民医院莫军扬、卢林捷；西北大学附属医院/西安市第三医院武赫；复旦大学附属肿瘤医院吴玉团；北京师范大学孔榕；河北医科大学王泽；陆军军医大学西南医院戴威；重庆市人民医院罗欢；中山大学孙逸仙纪念医院陈浩然；中山大学附属第一医院刘家硕；重庆达州市中心医院李红；重庆市中医院乳甲科曹益嘉；重庆市渝北区人民医院付婧婕；重庆梁平县人民医院王安银、付婷婷；重庆市总工会杨家坪疗养院赵春霞；四川邻水县人民医院普外科肖俊等。

限于编者水平，书中错漏之处在所难免，我们期待相关专家和广大读者提出宝贵意见（联系人：孔令泉，邮箱：huihuikp@163.com），以便再版时修正和完善。本书在编写过程中得到了重庆医科大学附属第一医院的支持与帮助，同时，本书的出版得到了重庆市临床医学研究联合会的出版基金支持，在此致以衷心的感谢！

孔令泉　吴凯南

2020年10月于重庆

目　录

甲状旁腺的相关基础知识

1 什么是甲状旁腺

1.1 甲状旁腺长在什么位置

甲状旁腺一般有上下两对，共 4 枚（少数人仅有 3 枚或多至 5 枚），正常位于颈部中下、甲状腺左右叶背面（少数人会长到胸腔纵隔等其他部位）。甲状旁腺多呈卵圆形或扁平形，外观呈黄色、红色或棕红色。正常的甲状旁腺很小，约绿豆至半粒黄豆大小，平均每枚重 35 ～ 40mg。

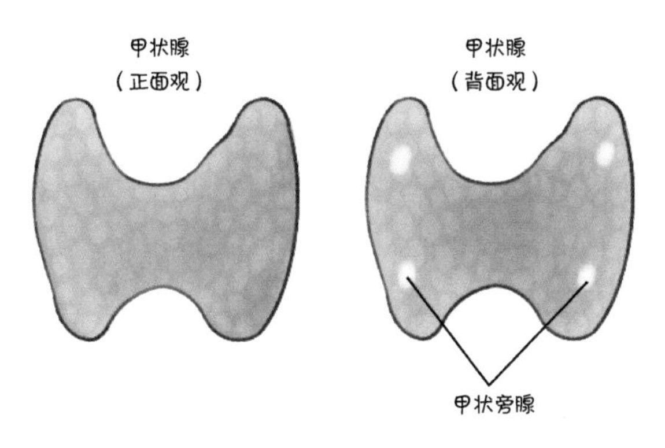

甲状腺和甲状旁腺

1.2 甲状旁腺的生理作用有哪些

甲状旁腺虽然很小，却是人体非常重要的内分泌腺体之一，它分泌的激素称甲状旁腺激素（英文缩写是 PTH），甲状旁腺激素可通过作用于骨骼、肾脏、肠道等组织器官，调控体内钙磷代谢，使其维持平衡。正常情况下，甲状旁腺激素与血中钙离子浓度之间存在反馈关系，其分泌主要通过血清中的钙离子浓度负反馈调节，甲状旁腺激素在钙离子浓度下降时分泌增加，而在钙离子浓度升高时分泌减少。血磷升高时，其可与钙离子形成磷酸钙，致钙离子浓度下降而促使甲状旁腺激素分泌。如果甲状旁腺功能失调，就会引起血中钙磷比例失调，从而严重危害健康。

2 甲状旁腺常发生哪些疾病

甲状旁腺常见的疾病包括：

（1）甲状旁腺功能增强：又称甲旁亢前期，指维生素 D 缺乏 / 不足或钙剂补充不足引起的相对低血钙，刺激甲状旁腺增生，导致其功能增强，分泌相对较多的甲状旁腺激素，进而引起钙磷比例失调和骨骼代谢紊乱。

（2）甲状旁腺功能亢进症：简称甲旁亢，指各种原因导致甲状旁腺激素分泌过多，继而引起钙磷比例失调和骨骼代谢紊乱的一种全身性疾病。根据引起的原因不同，临床上可分为原发性甲旁亢（包括甲状旁腺腺瘤、甲状旁腺增生和甲状旁腺癌）、继发性甲旁亢和三发性甲旁亢。

（3）甲状旁腺功能减退症：简称甲旁减，指甲状旁腺激素分泌减少和（或）功能障碍引起的一种临床综合征。临床所见甲旁减多数是由于甲状腺手术时损伤甲状旁腺，进而影响甲状旁腺激素的分泌，以致出现血钙过低，以及由其引起的一系列临床症状。

3 哪些人需警惕甲旁亢

以下人群应警惕可能发生甲旁亢：

（1）因尿毒症长期行血液透析的患者。

（2）与年龄不符的骨量下降、骨质疏松的患者。

（3）没有受到较为严重的外力即发生骨折的患者。

（4）行走时常感到膝关节疼痛，下肢乏力，行走迟缓，行走时伴有足底疼痛，上下楼梯（斜坡）腿脚不灵活或背部疼痛的患者。

（5）尿路结石，尤其是双侧肾、输尿管结石的患者。

（6）迁延不愈的消化性溃疡、胃炎、慢性胰腺炎、顽固性口腔溃疡的患者。

（7）莫名口渴、饮水增多，精神涣散、嗜睡或神经官能症（又称神经症或精神神经症，是一组精神障碍的总称，包括神经衰弱、强迫症、焦虑症、恐怖症、躯体形式障碍等，患者深感痛苦且妨碍心理功能或社会功能，但没有任何可证实的器质性病变）的患者。

腰背弯曲
易骨折
160cm
155cm
身高变矮
腰背部疼痛

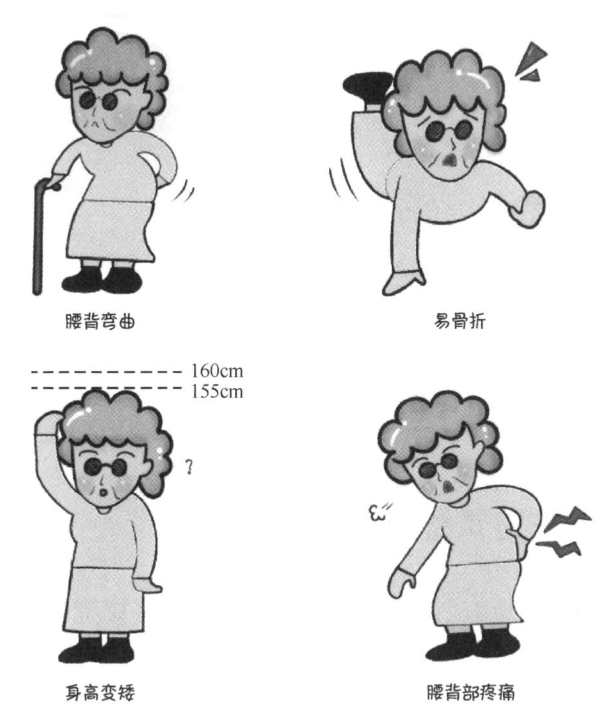

甲旁亢的部分表现

（8）既往有肾上腺嗜铬细胞瘤、甲状腺髓样癌的患者。

（9）既往有甲状旁腺腺瘤或甲状旁腺增生的患者。

4　甲状旁腺疾病应该看什么科

患者可去医院甲状腺专科就诊，如无甲状腺专科，可看内分泌科（内科）或普（通）外科。尿毒症继发性甲旁亢患者内科治疗期间可看肾内科，需做手术者应看甲状腺外科或普（通）外科。

5　甲状旁腺疾病的辅助检查方法

5.1　甲状旁腺功能的血液检查

（1）血钙：反映甲状旁腺功能的最基本指标，甲旁亢时血钙升高，甲旁减时血钙降低。

（2）甲状旁腺激素（PTH）：是甲状旁腺功能最可靠的直接证据和敏感指标，反映了该器官的分泌功能。

（3）血清碱性磷酸酶（ALP）：作为甲状旁腺功能的间接指标，可反映有无靶器官（骨骼）的病变。

此外，血磷、血氯与血磷比值等检查也有助于判断甲状旁腺的功能。

5.2　甲状旁腺超声检查

甲状旁腺超声检查具有无创、方便及价廉等优点，能够较为准确地对甲状旁腺病变进行定位，可发现小至0.5cm或更小的病变，已成为引起甲旁亢相关肿块的检查及术前定位的首选方法，对甲状旁腺疾病的诊断敏感性可达 90% 以上。超声检查中，正常位置的甲状旁腺肿块容易被发现和诊断，异常位置的甲状旁腺肿块则易漏诊或误诊。尤其当甲状旁腺肿块向甲状腺内生长时，极容易与甲状腺结节相混淆，有时较小的甲状旁腺肿块还难与颈部小淋巴结区别。异位甲状旁腺，超声的发现率极低，应结合其他辅助检查（如 CT、MRI 或核素显像技术等）以提高诊断准确率 。

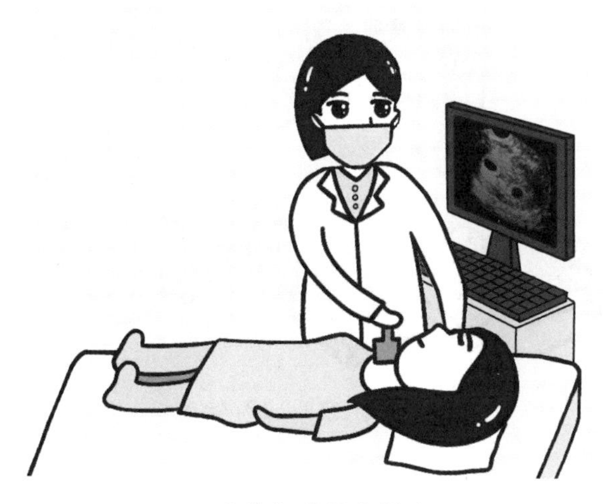

甲状旁腺超声检查

5.3 甲状旁腺 CT、MRI 检查

因为甲状旁腺体积小，数量及位置常有变化，且紧邻甲状腺，甚至有时位于甲状腺内或异位于胸腔上纵隔内，所以在手术时或者在 CT 和 MRI 检查中难以发现。只有在甲状旁腺出现病变（如原发性或继发性甲状旁腺增生、甲状旁腺腺瘤或腺癌）时，才能通过 CT 或 MRI 检查出来。

CT 和 MRI 检查包括平扫和增强扫描。由于甲状旁腺病变常常比较小，与甲状腺内结节、周围正常淋巴结区分困难，因此甲状旁腺疾病 CT 和 MRI 检查应做增强扫描。

目前手术是甲状旁腺肿瘤最有效的治疗方法。术前利用 CT 或 MRI 对病灶进行精确定位、评估甲状旁腺肿瘤的大小、与周围结构的毗邻关系等对手术找到病灶很重要，尤其是拟选择小切口探查术或腔镜辅助行甲状旁腺切除术时。

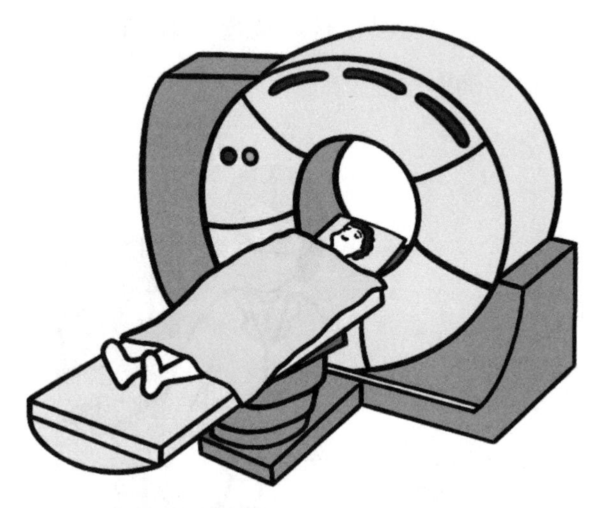

甲状旁腺 CT、MRI 检查

5.4 甲状旁腺核医学检查

5.4.1 什么是甲状旁腺核医学检查，常见有哪些

甲状旁腺核医学检查通常指甲状旁腺显像，即以核素示踪技术为基础，将显像剂引入人体后，探测并记录引入甲状旁腺的放射性示踪剂发出的射线，并以影像的方式将其显示出来。显像剂能被功能亢进的甲状旁腺组织摄取，而正常甲状腺组织摄取极少，因此核素在正常甲状腺组织中不显像，在甲状旁腺腺瘤、增生甲状旁腺、甲状旁腺癌等病灶中呈放射性浓聚而显像。核素检查不仅能显示功能亢进的甲状旁腺组织的解剖形态（大小、位置），还能提供病灶功能、代谢等信息。核素示踪就好比 GPS 定位，无论被定位者在哪里，都会被雷达探测到

信号。

甲状旁腺核医学检查按检查设备分为两大类：SPECT/CT 检查和 PET/CT 检查。前者即为大众所说的 ECT 检查，多采用双时相法（早期相和延迟相），显像剂为 ^{99m}Tc-MIBI（^{99m}Tc- 甲氧基异丁基异腈）；后者有好几种不同的显像剂，临床上常用的是 ^{18}F-FCH（^{18}F- 氟代胆碱）。

5.4.2 哪些患者适合做甲状旁腺 SPECT/CT 检查，检查步骤有哪些

以下患者适合做甲状旁腺 SPECT/CT（显像剂 ^{99m}Tc–MIBI）检查：

（1）临床上怀疑有甲旁亢，要求明确诊断者。

（2）已确诊原发性或继发性甲旁亢的患者，用于术前定位。

（3）甲旁亢患者手术后高钙血症复发或初次手术未成功者。

（4）临床上怀疑有功能亢进的异位甲状旁腺，要求明确其具体位置者。

SPECT/CT 检查一般步骤：

（1）检查前准备：患者无须禁食禁饮，不需要特殊准备。

（2）注射显像剂：经静脉注射一定剂量的 ^{99m}Tc–MIBI。

（3）图像采集：在静脉注射显像剂后，分别于 20 分钟及 90 分钟采集颈 - 上胸部正前位平面早期及延迟相图像。

（4）分析报告：医生根据所采集的图像并结合其他检查情况综合分析后出具报告。

5.4.3 甲状旁腺 PET/CT 检查有什么特点，哪些患者有必要做

甲状旁腺 PET/CT（显像剂 ^{18}F-FCH）的显像特点：

（1）既能精确定位病变组织，又能了解病变组织代谢情况。

（2）检出率高于超声检查和 SPECT/CT 检查，尤其适用于较小且

位置较深的病灶。

（3）术前确定功能亢进的甲状旁腺的位置、大小和个数，从而避免手术中的过度探查，减少不必要的损伤。

已行甲状旁腺 SPECT/CT 检查的患者在下列情况下有必要进一步行甲状旁腺 ^{18}F-FCH PET/CT 检查：

（1）超声检查与甲状旁腺 SPECT/CT 检查结果不一致的患者。

（2）甲状旁腺 SPECT/CT 检查结果模棱两可的患者。

（3）临床高度怀疑甲旁亢而甲状旁腺 SPECT/CT 检查为阴性结果的患者。

5.4.4 核医学检查安全吗，孕妇能做吗

核医学检查使用的每一种放射性核素，在临床应用之前，都需要做大量实验，以确保其安全性。由于放射性核素衰变，短则数小时，多则 1 天左右，核素便从体内排出，极少发生不良反应。根据核素内照射对人体的危害程度，将放射性核素分为 4 个毒性组别，^{99m}Tc、^{18}F 为最低级别，即低毒组别。因此，该项检查是较为安全的。

一般不建议怀孕和哺乳期妇女做核医学检查与治疗。如果有怀孕可能或正处于备孕阶段，应及时告知医生。对于未生育妇女，大量资料与研究表明，临床常规核医学检查对生育没有影响。

5.5 甲状旁腺相关辅助检查的联合应用

由于甲状旁腺解剖位置的特殊性、生理功能的重要性，术前准确定位甲状旁腺病灶是手术成功的关键。医学影像检查技术发展迅速，选择合适的检查手段有助于手术医生作出临床决策。超声检查经济实用，可作为首选检查方法。CT 能够提供详细的解剖信息，发现异位甲

状旁腺病灶，与其他检查方法结合，可提高甲状旁腺病灶诊断的准确性。甲状旁腺 SPECT/CT（^{99m}Tc-MIBI 双时相显像）检查和甲状旁腺 PET/CT 检查是目前诊断价值很高的影像学方法。当核素、超声或 CT 检查结果不一致时，MRI 也是一种重要的、有价值的检查手段。

6 什么是原发性甲旁亢

原发性甲旁亢指由于甲状旁腺本身病变（肿瘤或增生）或不明原因引起的甲状旁腺激素分泌过多，通过对骨骼和肾脏的作用，导致高钙血症。过高的血钙进一步引起全身各系统病变，容易出现反复发作的尿路结石、慢性胰腺炎、胃炎、胃溃疡、骨质疏松等。原发性甲旁亢的一个重要特点是往往只有一枚腺体出现问题。然而，笔者在临床诊疗中发现，目前临床上诊断为原发性甲旁亢的患者其实绝大多数并非原发，而应归为继发性甲旁亢。其中多数继发于维生素 D 缺乏 / 不足或钙剂补充不足所致的相对血钙偏低，即长期的维生素 D 缺乏 / 不足或钙剂补充不足所致的相对低血钙，刺激甲状旁腺增生以分泌过多的甲状旁腺激素代偿性调节钙磷平衡，初期尚处于甲状旁腺功能增强或亢进的可逆阶段，可经药物治愈；但长期维生素 D 缺乏 / 不足或钙剂补充不足所致的低钙刺激将导致甲状旁腺过度增生甚至瘤变，最终进入不可逆阶段，需要手术治疗。因而目前临床上诊断的“原发性甲旁亢”多数是有其病因的，在早期是可控可防的。

7 什么是继发性甲旁亢

因甲状旁腺自身以外的各种原因所导致的低血钙或高血磷，继而引发甲状旁腺增生，分泌过多的甲状旁腺激素，称继发性甲旁亢。其特点是多枚腺体同时或先后受累，临床危害大，会引起全身多个系统的严重病变。常见的类型是由维生素 D 缺乏 / 不足或钙剂补充不足所致的继发性甲旁亢，以及需要长期透析的慢性肾病所致的继发性甲旁亢。

8　什么是三发性甲旁亢

在继发性甲旁亢的基础上，由于甲状旁腺受到持续性刺激，导致其过度增生，转变成能自主分泌甲状旁腺激素的增生或腺瘤，称为三发性甲旁亢。近年来由于慢性肾病透析治疗者增多，三发性甲旁亢发病率显著增加。三发性甲旁亢首选手术治疗。

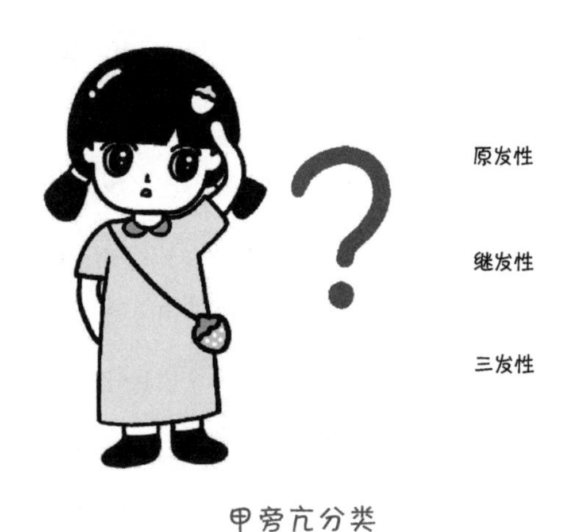

甲旁亢分类

第二篇

儿童维生素D缺乏性佝偻病与维生素D过量

9　婴儿维生素 D 的来源

维生素 D 包括维生素 D_2（麦角骨化醇）和维生素 D_3（胆骨化醇）。婴儿可以通过三种方式获得维生素 D。

（1）从胎盘获得：胎儿可通过胎盘转运从母体获得维生素 D。从母体获得的维生素 D 大约可满足 2 周内新生儿的生理需要。但当母亲维生素 D 不足时，可致胎儿和新生儿维生素 D 缺乏。

（2）食物来源：天然食物（如母乳、谷物、蔬菜、水果、肉食）中含维生素 D 很少。维生素 D_2 主要来源于植物，由麦角醇形成麦角骨化醇；而一些多脂鱼类，如箭鱼、鲑鱼、金枪鱼中含有维生素 D_3，但含量不高。例如，1000ml 母乳和牛奶仅含约 40IU 维生素 D。为补充维生素 D，可食用维生素 D 强化的奶类或谷类。

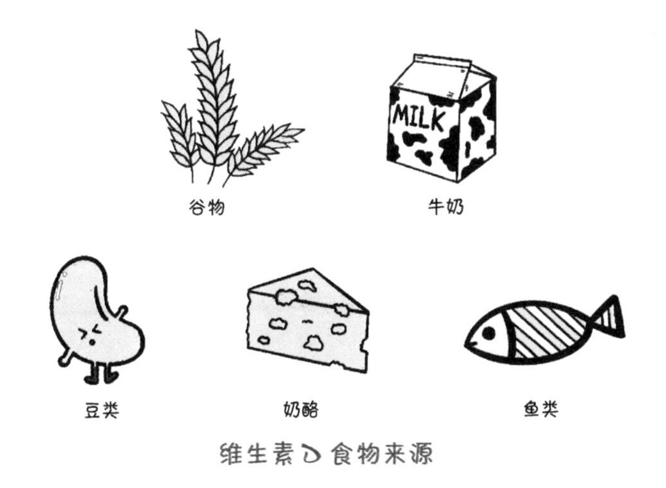

维生素 D 食物来源

（3）光照皮肤合成：机体储存的维生素 D 中仅有 10% 来源于食物，皮肤合成的维生素 D_3 是人体最主要的来源。人的皮肤中有 7- 脱氢胆骨化醇，经日光中 290 ～ 320nm 紫外线照射合成维生素 D_3。皮肤暴露面积大小、暴露时间长短、皮肤颜色深浅、季节、纬度、是否使用防晒品、空气污染程度和云层遮挡程度等都会影响皮肤合成维生素 D。

10 18 岁以下人群维生素 D 膳食推荐摄入量

维生素 D 的膳食推荐摄入量在不同国家并不完全一致，相同国家在不同年龄期的推荐量也不同。中国营养学会 2013 年营养素参考摄入量推荐，维生素 D 的摄入量 0 ～ 18 岁为 400IU，可耐受的最高摄入量为 800 ～ 2000IU。

11 儿童期维生素 D 的生理功能

维生素 D 是一组具有生物活性的脂溶性类固醇衍生物，与健康关系较密切的是维生素 D_2 和维生素 D_3。维生素 D_2 在胆汁作用下，从小肠刷状缘经淋巴管吸收。皮肤合成的维生素 D_3 可以直接吸收入血。维生素 D_2 和 D_3 在人体内都没有生物活性，进入血液循环后与血浆维生素 D 结合蛋白结合，经两次羟化后形成 1，25- 二羟维生素 D_3 才能发挥生物效应。其生理功能包括：

（1）促进小肠黏膜细胞合成一种特殊的钙结合蛋白，增加肠道钙的吸收，磷也伴随着吸收增加。

（2）增加肾近曲小管对钙、磷的重吸收，特别是磷，提高血磷浓度，有利于骨的矿化作用。

（3）对骨骼钙的动员：与甲状旁腺协同使破骨细胞成熟，促进骨的吸收，旧骨中钙盐释放入血，同时刺激成骨细胞，促进骨样组织成熟和钙盐沉积。

（4）其他：维生素D不仅与矿物质代谢有关，还有减少心血管疾病和糖尿病发生、预防癌症和自身免疫性疾病等骨骼外系统作用，同时在许多分化和增殖的细胞中也发挥重要作用，包括造血系统细胞、角化细胞及分泌甲状旁腺激素和胰岛素的细胞。

12　什么是儿童维生素D缺乏性佝偻病

维生素D具有调节钙磷代谢、调节免疫功能、抗肿瘤、保护中枢神经系统等作用，对儿童生长发育不可或缺。维生素D缺乏性佝偻病是儿童的常见病，是由于儿童体内维生素D不足导致钙磷代谢紊乱和生长期的骨组织矿化不全，产生的以骨骼病变为特征的全身性慢性营养性疾病，多见于3岁以内的婴幼儿。

13　小儿为什么会得维生素D缺乏性佝偻病

维生素D缺乏性佝偻病的病因主要有：

（1）胎儿期储存不足：胎儿通过胎盘从母体获得维生素D储存于体内，满足出生后一段时间的需要，母亲孕期维生素D缺乏（如母亲严重营养不良、肝肾疾病、慢性腹泻）的婴儿，以及早产或双胎婴儿，出生后早期均可出现体内维生素D不足。

（2）日照不足：婴幼儿室外活动少，高层建筑物阻挡日光照射，大气污染物（如烟雾、尘埃）吸收部分紫外线等因素引起日光照射不足，均会影响皮肤合成维生素D。

（3）摄入不足：天然食物维生素D含量少，不能满足婴幼儿生长所需。

（4）需要量增多：早产儿及双胎婴儿因生长速度快和体内储钙不足而易患佝偻病；婴儿生长发育快，也易发生佝偻病。

（5）疾病和药物影响：肝、肾疾病及胃肠道疾病影响维生素 D、钙、磷的吸收和利用；长期使用苯妥英钠、苯巴比妥钠等药物，可加速维生素 D 的分解和代谢，这些因素均可引起佝偻病。

14 儿童维生素 D 缺乏性佝偻病为什么会出现继发性甲旁亢

维生素 D 缺乏性佝偻病可以看成是机体为维持血钙水平而破坏骨骼所造成的结果。长期严重维生素 D 缺乏可造成肠道吸收的钙磷量减

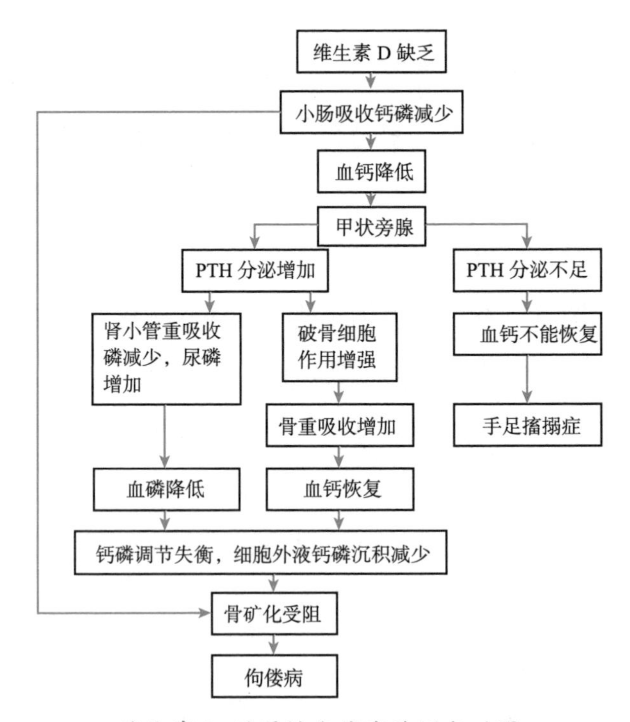

维生素 D 缺乏性佝偻病的形成过程

少，导致低钙血症，于是甲状旁腺功能代偿性亢进，甲状旁腺激素分泌增加，动员骨钙释出，使血清钙浓度维持在正常水平。与此同时，甲状旁腺激素抑制肾小管重吸收磷，导致低血磷，机体继发严重的钙磷代谢失调，细胞外液钙磷浓度不足导致骨矿化受阻，继而出现佝偻病的一系列临床表现。研究证实，严重的维生素D缺乏性佝偻病（25-羟维生素D＜18.0ng/ml）儿童易引起继发性甲旁亢。

15 儿童维生素D缺乏性佝偻病如何诊断

维生素D缺乏性佝偻病临床表现包括非特异性症状、骨骼特征性改变和其他系统改变。临床可分为早期、激期、恢复期和后遗症期。

早期：多见于6个月以内（特别是3个月以内）的婴儿，可有易激惹、哭闹、多汗、夜惊等非特异性神经精神症状。此期常无骨骼病变。血钙、血磷正常或稍低，碱性磷酸酶正常或稍高，血25-羟维生素D降低。骨骼X线片可正常，或钙化带稍模糊。

激期：此期可出现典型的骨骼改变。＜6个月婴儿以颅骨改变为主，出现颅骨软化、变薄，用指头稍用力按压婴幼儿枕骨及顶骨部位，可感到颅骨内陷，并随着指头松开而弹回，称“乒乓球征”；＞6个月婴儿头颅常呈方形，前囟大、闭合延迟；两侧肋骨与肋软骨交界处膨大，从上至下如串珠状突起，称“串珠肋”；手腕、足踝部形成钝圆形环状隆起，为“手、足镯”；胸骨及邻近软骨向前突出形成“鸡胸”；此外还会出现脊柱后凸、侧凸、“O”形或“X”形腿等表现。血钙为正常低值或降低，血磷明显下降，碱性磷酸酶增高。血25-羟维生素D显著降低。X线片显示长骨干骺端增宽，临时钙化带消失，呈毛刷状或杯口状，骨骺软骨盘增宽（＞2mm）。

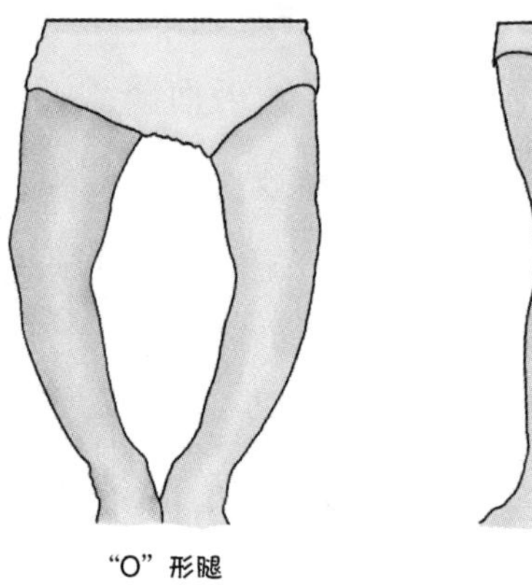

“O”形腿

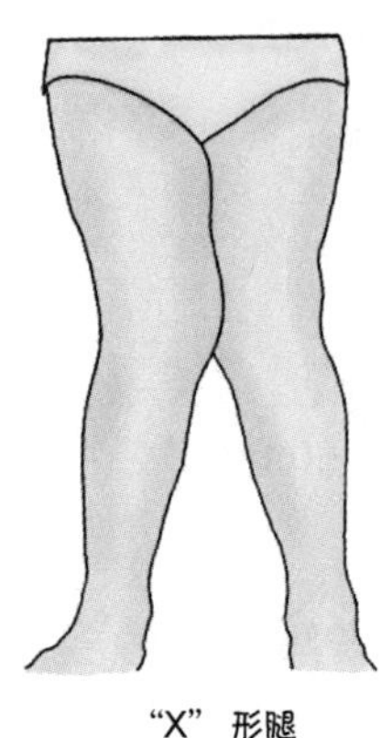

“X”形腿

恢复期：早期或活动期患儿经日光照射或治疗后症状消失，体征逐渐减轻或消失。血钙、血磷、碱性磷酸酶、25-羟维生素D逐渐恢复正常。骨骼X线片长骨干骺端临时钙化带重现、增宽，骨密度增加，骨骺软骨盘＜2mm。

后遗症期：多见于3岁以后的儿童，因婴幼儿期严重佝偻病，可遗留不同程度的骨骼畸形。一般无临床症状，血生化检查正常。

维生素D缺乏除引起骨骼病变外，还可影响其他组织器官，如使骨骼肌肉系统发育延迟，出现肌肉松弛、肌力（肌张力）降低；免疫功能下降，导致反复感染。研究表明，儿童维生素D缺乏可能与某些成人期慢性疾病有关，如糖尿病、哮喘、心血管疾病、多发性硬化等。

本病的诊断可依据维生素D缺乏的高危因素、临床症状与体征，以及血生化、骨骼X线片等。血清25-羟维生素D水平是最可靠的诊断指标。此外，维生素D缺乏性佝偻病需与其他非维生素D缺乏性佝偻病（如低血磷抗维生素D性佝偻病、肾性骨营养障碍、肾小管性酸中毒），内分泌、骨代谢性疾病（如甲状腺功能减低、软骨发育不全、黏多糖病）等鉴别。儿童患慢性腹泻或肝胆、胰腺疾病或服用抗癫痫药物时可影响维生素 D 在体内的吸收、代谢和羟化，导致继发性维生素 D 缺乏，也需要鉴别。

16　儿童维生素 D 缺乏性佝偻病如何治疗

治疗目的在于控制病情及防止骨骼畸形，治疗方法包括：

（1）补充维生素 D：治疗原则以口服为主，强调个体化给药。一般剂量为 2000 ～ 4000IU/d，1 个月后改为 400IU/d。补充过程中应避免高钙血症、高钙尿症及维生素 D 过量。

（2）补充钙剂：乳类是婴幼儿钙营养的可靠来源，一般佝偻病治疗可不补钙，仅在有低血钙表现、严重佝偻病及营养不良时补充。

（3）补充微量营养素：应注意其他多种维生素的摄入。

（4）外科手术：严重骨骼畸形可施行外科手术矫正。

17　儿童维生素 D 缺乏性佝偻病如何预防

佝偻病的预防应从围生期开始，以 1 岁以内婴儿为重点对象，并应系统管理到青少年期，即做到“抓早、抓小、抓彻底”。

（1）围生期预防：孕妇应经常参加户外活动，进食富含钙、磷及维生素 D 的食物。妊娠后期处于秋冬季的孕妇宜适当补充维生素 D 400 ～ 1000IU/d。

（2）婴幼儿期预防：①户外活动，家长应携带婴儿尽早参加户外活动，逐渐达到每天 1 ～ 2 小时，并暴露婴儿头面部、手足等身体部位；②维生素 D 补充，婴儿（包括纯母乳喂养儿）出生后 2 周开始补充维生素 D 400IU/d，直至 2 岁。维生素 D 的来源包括经食物摄入、经日光照射皮肤合成、补充维生素 D 制剂等。

（3）高危人群预防：早产儿、低体重新生儿、双胎儿生后即应补充维生素 D 800 ～ 1000IU/d，3 个月后改为 400IU/d，补充至 2 岁。

维生素 D 缺乏性佝偻病是一种自限性疾病，但起病缓慢，早期不易察觉，随着疾病加重，可导致骨骼改变及多系统病变。随着现代生活方式的改变，儿童户外活动的时间越来越少，再加上维生素 D 摄入不足，在各个年龄段均存在维生素 D 缺乏风险。因此，积极预防此病非常重要，应做好维生素 D 缺乏性佝偻病防治的卫生保健知识宣传，提倡健康的生活方式，以控制和降低儿童佝偻病的发病率。

18 什么是维生素 D 过量

维生素 D 为脂溶性类固醇衍生物，过量的维生素 D 可在人体内蓄积，导致高钙血症及一系列临床症状，即维生素 D 过量。

19 维生素 D 过量的原因有哪些

维生素 D 过量的原因包括：①在诊治佝偻病时出现错误诊断和过量使用维生素 D 制剂；②预防性给予的维生素 D 剂量过大。

20 维生素 D 过量如何诊断

维生素 D 中毒多表现为一般症状，缺乏特征性表现。因此，轻症往往不易被发现，甚至被认为是佝偻病的早期症状而给予更多的维生素 D。临床诊断依据：①应用过量维生素 D 史，如每天维生素 D 摄入量在4000IU以上，连续数月或反复大剂量肌内注射。②非特异性症状，如恶心、厌食、呕吐、烦躁、便秘等，若病情严重，可出现惊厥、血压升高、心律不齐、烦渴、尿频、夜尿等症状。③实验室检查，血清25-羟维生素D增高，＞375nmol/L（150ng/ml）；血钙增高，＞3.0mmol/L。此外，出现高钙血症时应注意与婴儿特发性高钙血症、甲旁亢、恶性肿瘤骨转移、低磷性碱性磷酸酶血症鉴别。

21　维生素D过量的治疗原则有哪些

治疗目标是尽快控制高钙血症及相关症状。治疗原则：立即停用维生素D制剂，暂停或限制食物中钙摄入，避免阳光照射；静脉输注生理盐水和利尿剂以加速钙排泄；使用肾上腺皮质激素抑制肠道对钙的吸收；严重者可口服氢氧化铝或依地酸钠以减少肠钙吸收，增加钙排泄。一般病例经以上治疗需较长时间才能逐渐恢复，血钙经2～3个月降至正常。

第三篇

原发性甲状旁腺功能亢进症的诊断与治疗

22 原发性甲旁亢的原因有哪些

原发性甲旁亢原因：

（1）甲状旁腺腺瘤：是最常见的原因，占原发性甲旁亢的85%。腺瘤是甲状旁腺的良性肿瘤，常发生于一枚甲状旁腺。

（2）甲状旁腺增生：约占原发性甲旁亢的15%，常发生于多枚甲状旁腺，是腺体正常细胞增生所致。

（3）甲状旁腺癌：非常罕见，在原发性甲旁亢中不到1%，为甲状旁腺细胞发生癌变。

原发性甲旁亢可发生于任何年龄，绝经后的老年女性更多见。年轻患者常见于家族性甲旁亢，多表现为多枚甲状旁腺增生，除甲状旁腺外，还可出现垂体、甲状腺、胰腺和肾上腺等内分泌腺体的增生或肿瘤（多发性内分泌腺瘤综合征）。然而，我们在临床诊疗中发现，目前临床上诊断为原发性甲旁亢的患者其实绝大多数并非原发，而应归为继发性甲旁亢，这需要引起高度重视。

23 原发性甲旁亢有哪些临床表现

原发性甲旁亢初期可无任何临床表现，随着病情的进展，可有骨痛、骨质疏松、骨折、尿路结石、胃炎、胃溃疡、胰腺炎、口腔溃疡、记忆力和情绪改变等临床表现。

24 哪些人需警惕原发性甲旁亢

以下人群应警惕原发性甲旁亢：反复发作的尿路结石，长期不明原因的骨质疏松、骨痛、骨折，迁延不愈的消化道溃疡、慢性胃炎、慢性胰腺炎，反复发作的口腔溃疡，神经官能症，既往患有肾上腺嗜铬细胞瘤、甲状腺髓样癌、甲状旁腺腺瘤或甲状旁腺增生者。

25 原发性甲旁亢的常见并发症

25.1 原发性甲旁亢患者为何会出现骨质疏松

人体 99% 的钙形成钙盐沉积在骨骼，并决定骨的硬度；另约 1% 的钙常以游离或结合状态存在于软组织、细胞外液及血液中，统称为混溶钙池。骨中钙不断地被破骨细胞溶解进入混溶钙池，而混溶钙池的钙又不断地被成骨细胞沉积于骨骼中，破骨和成骨处于动态平衡。此平衡由相互制约的甲状旁腺激素和降钙素调节，甲状旁腺激素的主要功能是促进破骨，使钙从骨质中流出。原发性甲旁亢患者甲状旁腺激素分泌增多，打破钙平衡，致使骨骼中的钙不断释放到血液中，过高的血钙由肾脏排出体外，因此钙盐不断从骨质中流失，最终导致骨密度越来越低，骨质越来越疏松。

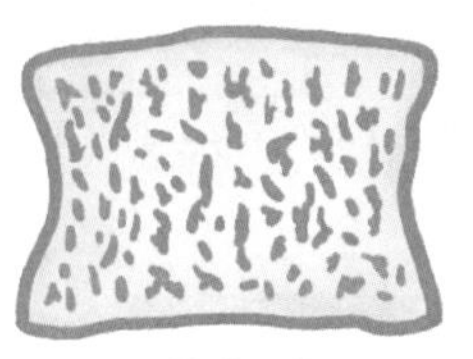

骨质正常

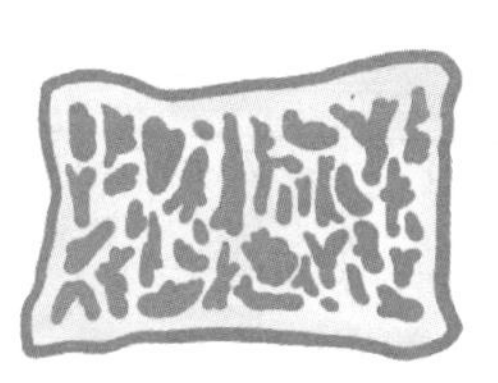

骨质疏松

25.2 原发性甲旁亢患者为何会出现骨折

人体骨骼由水、有机质和无机盐组成，其中无机盐决定骨的硬度，而无机盐主要由钙盐组成，即钙盐是骨质的主要成分并决定骨的硬度。原发性甲旁亢患者钙盐不断从骨质中流失，骨质结构会逐步变化：皮质骨变薄，松质骨、骨小梁变细、断裂，数量减少，孔隙变大。变化后的骨骼支撑人体及抵抗外力的功能减弱，脆性增加，容易骨折，有时甚至一些轻微外力就会使变薄变疏松的骨结构崩塌断裂，发生骨折。

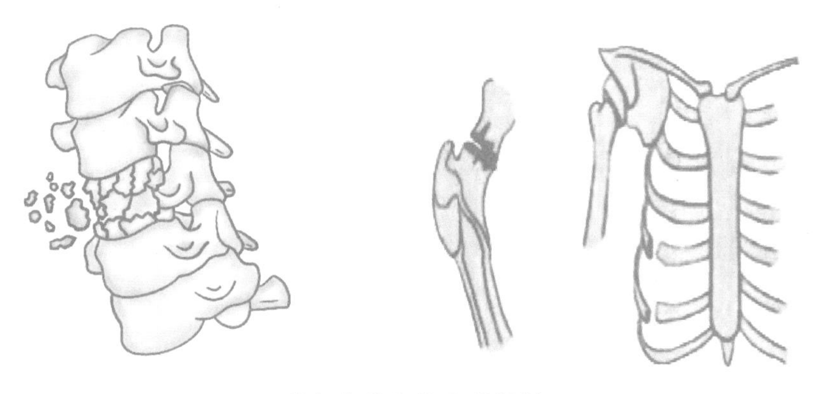

甲旁亢患者易出现骨折

25.3 原发性甲旁亢患者为何会出现纤维囊性骨炎或骨囊肿

原发性甲旁亢患者分泌甲状旁腺激素增多，激活了破骨细胞，成骨与破骨失去平衡，骨质逐步溶解吸收，形成原发性甲旁亢骨病。随着病情进展，骨溶解区不断扩大，骨质破坏，呈虫蚀样改变。这种改变继续增大，即可形成孔道、空洞。形成空洞后，机体以增生的纤维组织代替原有骨质——就像装了东西的囊袋。这就是囊性纤维性骨炎或骨囊肿的形成过程。

25.4 原发性甲旁亢患者为何会出现尿路结石

人们常说的尿路结石，包括肾结石、输尿管结石、膀胱结石、尿道结石。如果结石静止在原处，常无不适或仅有轻度腰腹部胀坠感，但当结石活动或下移时，常造成肾盂、输尿管等尿路损伤或阻塞，继而引起患者腰腹部绞痛、血尿。原发性甲旁亢患者随着病情发展，骨质溶解，钙进入血液，可导致血钙升高。当患者出现持续高血钙时，多余的血钙需通过肾脏经尿路排出，那么尿液中钙盐浓度升高甚至饱和，钙盐析出沉淀则形成结石。

25.5 原发性甲旁亢患者为何会患尿毒症

人体通过肾脏经尿液排出体内的代谢产物、部分废物及毒性物质。当各种原因引起肾脏排泄代谢废物和调节体内物质平衡的功能受损并逐渐加重时，可逐步形成慢性肾衰竭。当慢性肾衰竭进入终末阶段，肾脏几乎没有排泄功能时，则进入尿毒症期，需透析治疗。原发性甲旁亢患者血钙升高，高钙血症可引起肾小管及肾间质纤维化；同时过高的血钙需通过肾脏长时间高负荷工作来排出；而排出的钙质在肾小管沉积，形成尿路结石。以上过程均可逐渐损伤肾脏功能，最终导致尿毒症。

25.6 原发性甲旁亢患者为何易患胃病

所谓胃病，实际上是胃的许多疾病的统称。患者常表现为上腹部不适和疼痛、饭后饱胀、嗳气、反酸，甚至恶心、呕吐等。临床常见的胃病有急慢性胃炎、胃溃疡。胃病常因胃消化液损伤自身胃黏膜而引起，损伤较轻时为胃炎；损伤较重，伤及肌层则形成溃疡，其中胃酸是溃疡发生的决定性因素。原发性甲旁亢患者血钙常高于正常水平，高浓度钙离子可刺激胃泌素分泌，后者促进胃壁细胞分泌胃酸，最终形成胃炎或胃溃疡。

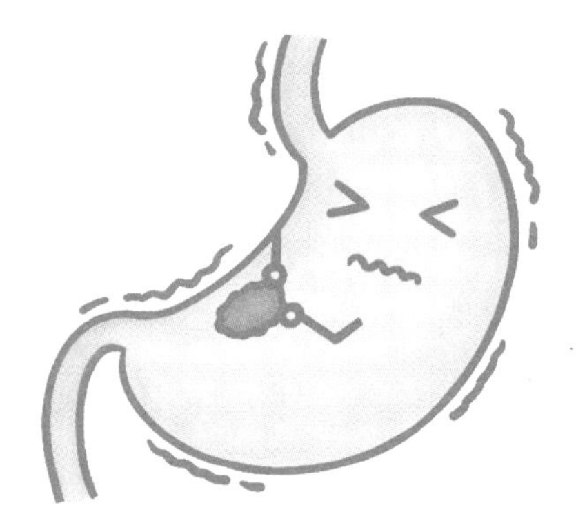

甲旁亢患者易患胃病

25.7 原发性甲旁亢患者为何会患胰腺炎

胰腺位于胃后腹膜后部，分泌的胰液包含多种消化酶，胰液通过胰管进入十二指肠参与食物的消化分解。胰腺炎是由于各种刺激因素导致胰腺分泌的消化酶破坏分解胰腺自身，形成自身消化的炎症性病变。原发性甲旁亢患者血钙升高，高血钙可促进胰液分泌，使胰腺的消化酶在胰腺组织内激活，导致胰腺自身消化而引起胰腺炎。另外，钙离子在胰腺长期沉积可使胰管钙化或形成胰管内结石，结石阻塞胰管，胰液排出障碍，可导致慢性胰腺炎急性发作。

25.8 原发性甲旁亢患者为何会出现精神症状

原发性甲旁亢患者可出现倦怠、嗜睡、情绪抑郁、神经质、社会交往能力下降，甚至定向障碍、认知障碍（包括记忆力衰退）等精神异常的表现，偶尔可见明显的精神症状，如幻觉、狂躁。这是因为原发性甲旁亢患者血钙的来源超过了排出，致血钙高于正常。钙是人体神经传导的重要介质，高血钙对脑细胞产生毒性，并可干扰脑细胞等神经细胞的信号传导，出现信号紊乱，进而可引发上述精神症状。

26 原发性甲旁亢如何诊断

原发性甲旁亢的诊断依据主要是血钙及甲状旁腺激素升高，常常伴有血磷降低及尿钙升高。此外，还需结合其他血液学检查，以定性诊断；需进一步行超声和核医学检查，以定位诊断，明确病变的具体位置，确定手术治疗方案。

27 原发性甲旁亢如何治疗

27.1 手术治疗

手术是有症状或有并发症的原发性甲旁亢患者的首选治疗方式，疗效确切。术后根据血钙水平及骨骼系统受累情况酌情积极补充钙剂和活性维生素 D 制剂，注意监测血钙水平。

27.1.1 哪些患者需要手术治疗

（1）有症状或有代谢并发症的原发性甲旁亢患者。

（2）无症状性原发性甲旁亢患者具有以下任何一种表现者：①血清钙水平≥3mmol/L；②血清甲状旁腺激素较正常值升高2倍以上；③肾功能减退或活动性尿路结石；④有骨吸收病变的 X 线表现或骨密度降低；⑤严重的精神症状、胰腺炎、溃疡病等；⑥影像学检查发现有肿大的甲状旁腺。

27.1.2 术后为何需加强维生素 D 和钙、磷的补充

有些原发性甲旁亢患者认为手术后就可以高枕无忧了，再也不需要到医院看医生行相关检查和治疗了，其实不然。原发性甲旁亢是一

种慢性疾病，目前诊断的“原发性甲旁亢”有很多是因维生素 D 缺乏 / 不足或钙剂补充不足引起的低钙血症而导致的继发性甲旁亢。患者手术后仍需在医生的指导下进行维生素 D 和钙、磷的补充。

有些患者及家属会提出，患者术前要控制高钙症状，为什么术后反而需要补充钙剂呢，这样的治疗不是自相矛盾吗？原因是，手术前患者的高血钙是由于病变的甲状旁腺分泌了过多的甲状旁腺激素所引起，这种过多的甲状旁腺激素会促进骨质的破坏，并把骨内的钙转移到血中，导致血钙升高；同时甲状旁腺激素还能抑制肾脏对磷的重吸收，导致血磷降低，血磷降低也会引起血钙升高。总之，甲状旁腺激素在体内的作用是升血钙、降血磷，并且升血钙的作用是建立在减少骨钙的基础上，所以甲旁亢患者会出现骨质疏松、骨痛甚至骨折。

而甲状旁腺切除术后患者血液中的甲状旁腺激素急剧下降，甲状旁腺激素的升钙降磷作用也会明显减弱，并且此时患者的血钙会重新回到骨骼中，改善骨质疏松并缓解骨痛，患者其实是处于“骨饥饿”的状态，这就是术后患者血钙急剧降低的原因。如不及时补充钙剂，血钙明显降低不仅影响骨质的恢复，还将出现明显的低钙症状，如口周及四肢麻木、肌肉痉挛甚至抽搐等。原发性甲旁亢患者骨质破坏的时间往往长达数年至数十年，术后要想在短期内使破坏的骨质恢复正常是不现实的，故患者术后须长期持续补充钙剂。此外，术后长期的低血钙还可再次诱发甲旁亢。

骨骼的合成除需要钙剂外还需要磷的参与，因此，手术成功后，在补钙的同时还需注意磷的补充。人体内钙的吸收需要活性维生素 D 的作用，活性维生素 D 一方面会促进胃肠道吸收钙，使血钙升高；另一方面，它还能够抑制甲状旁腺激素的分泌，并抑制甲状旁腺细胞的增殖，降低术后剩余甲状旁腺再次发生功能亢进的风险。因此，术后必须加强活性维生素 D 的补充和监测。

27.1.3 术后应定期随访监测哪些指标

（1）血清甲状旁腺激素：原发性甲旁亢患者术后定期随访甲状旁腺激素很有必要，一方面能够从侧面反映补充维生素D及钙是否已充足，从而指导调整维生素D及钙的用量；另一方面，因为每个个体的甲状旁腺数目及位置并不完全一样，术前检查也有出现假阴性的可能，故少数患者在手术时并不一定能将甲状旁腺完全找到并切除，术后定期随访甲状旁腺激素有助于及时发现隐匿或残存的病变甲状旁腺。

（2）活性维生素D及血钙：活性维生素D可直接影响钙的吸收，如果缺乏，将导致人体即使补充再多的钙，也难以充分吸收，患者的症状也可能难以完全缓解，并且活性维生素D水平低下会促进残留甲状旁腺及移植甲状旁腺发生功能亢进；血钙作为评估补充钙剂效果的指标，直接影响医生调整治疗方案。

（3）骨密度：骨密度能反映患者术后骨健康和骨质疏松的恢复情况，结合活性维生素D及血钙的情况指导医生确定补充钙剂的进程。

此外，超声、CT、MRI、ECT和PET/CT检查可用于术后甲状旁腺激素仍然较高或一度下降而短期内再次升高，怀疑残留甲状旁腺或异位甲状旁腺的患者，对术后甲状旁腺激素正常者不必常规检查。

27.2 药物治疗

原发性甲旁亢的药物治疗仅适用于：①病变定位不明确者；②无症状或症状轻微，血钙水平轻度升高者；③拒绝手术或不能耐受手术者；④甲状旁腺功能增强者；⑤早期处于可逆阶段的甲状旁腺功能亢进者。

27.3 其他治疗

部分原发性甲旁亢患者也可以行超声引导下消融治疗。

28　甲状旁腺危象

28.1　什么是甲状旁腺危象（高钙危象）

甲状旁腺危象又称高钙危象，指甲旁亢患者血钙升高至3.5mmol/L以上，患者全身状况迅速恶化，出现神经精神症状，以及循环、消化和泌尿等多系统症状，可表现为乏力、厌食、恶心、呕吐、多尿、失水、虚脱及神志改变，甚至昏迷。

28.2　甲状旁腺危象如何防治

甲状旁腺危象是一种少见但严重的急症。甲旁亢患者出现呕吐或腹泻等导致体液丢失，可诱发甲状旁腺危象。此时血钙显著增高，常常超过3.5mmol/L，患者可能会有腹痛、恶心、心悸等不适，有时还会出现头晕、意识模糊，甚至昏迷。甲状旁腺危象应紧急住院治疗，患者需要接受大量补液，注射降钙素，联合静脉输注双膦酸盐类药物等，以降低血钙。甲旁亢患者需要知晓发生持续呕吐或腹泻等体液丢失时，应立即到医院急诊抢救。

29　多发性内分泌腺瘤病

29.1　什么是多发性内分泌腺瘤病

多发性内分泌腺瘤病（multiple endocrine neoplasia，MEN）是指在同一个患者体内同时或先后出现两个或两个以上的内分泌腺肿瘤或增生而产生的一种临床综合征，为常染色体显性遗传病，可呈家族性发病。主要分为MEN-1型、MEN-2型及混合型，其中MEN-2型又可分为MEN-2A、MEN-2B及家族性甲状腺髓样癌（FMTC）等亚型。MEN-1型人群患病率为（2～20）/100 000，男女患病率相似。主要表现为甲旁亢、胃肠胰肿瘤（胃泌素瘤和胰岛素瘤常见）和腺垂体瘤（催乳素瘤常见），此外还可有肾上腺皮质腺瘤、脂肪瘤和胸腺类癌等内分泌和非内分泌肿瘤。MEN-2型人群患病率为1/25 000，男女患病率相似。所有患者几乎均存在甲状腺髓样癌。MEN-2A型嗜铬细胞瘤发病率约为50%，原发性甲旁亢发病率为10%～20%。MEN-2B型是在甲状腺髓样癌和嗜铬细胞瘤的基础上伴有唇/舌黏膜下多发性神经瘤、类马方综合征面容/体形、巨结肠等，原发性甲旁亢罕见。FMTC是最轻型的MEN-2，仅有甲状腺髓样癌而无MEN-2型其他特征。甲旁亢主要发生在MEN-1型和MEN-2A型。

29.2 多发性内分泌腺瘤病如何诊断

根据内分泌腺体病变导致的临床表现，结合相应的辅助检查，一般不难诊断。对于原发性甲旁亢患者应行相应的实验室和辅助检查以除外是否存在胃肠胰肿瘤、腺垂体肿瘤或增生及其他肿瘤。对于甲状腺髓样癌患者应行相应的辅助检查以除外是否伴嗜铬细胞瘤及甲状旁腺腺瘤或增生。

29.3 多发性内分泌腺瘤病如何治疗

多发性内分泌腺瘤病所发生的腺体病变多为腺瘤或增生，因此手术是首选治疗方案。MEN-1型患者具有多个内分泌腺体和多发性病变的特点，治疗的顺序取决于每种病变的严重程度。MEN-2型患者应首先切除肾上腺嗜铬细胞瘤，消除此病引起的致命性阵发性高血压隐患，随后再及时处理甲状腺髓样癌和甲状旁腺病变。

第四篇

维生素D缺乏/不足继发性甲状旁腺功能亢进症的诊断与治疗

30　维生素 D 的生理作用有哪些

维生素 D 是维持人体健康必不可少的营养素，它作为细胞核类固醇超家族激素的成员，具有调节钙磷代谢、影响细胞增殖和分化、参与免疫炎症反应等作用。维生素 D 对肌肉骨骼健康至关重要，其通过促进肠道钙、磷吸收，在肌肉收缩、舒张中起重要作用。

31　人体内维生素 D 的主要来源有哪些

维生素 D 是人体所必需的一种脂溶性维生素，一般经食物摄入较少，主要由皮肤经日照合成。并不需要长时间的全身性日光浴，每日只要将手脚露出 30cm，在阳光下晒 30 分钟即可。

32　维生素 D 缺乏 / 不足如何诊断

人群中普遍存在维生素 D 缺乏 / 不足，检测血清 25- 羟维生素 D 是评价维生素 D 状态的最好方法。

国际骨质疏松基金会定义的血清 25- 羟维生素 D 的水平：①＜ 10ng/ml 为维生素 D 严重缺乏；② 10 ～ 20ng/ml 为维生素 D 缺乏；③ 20 ～ 30ng/ml 为维生素 D 不足；④ 30ng/ml 为补充维生素 D 的最低目标，最佳为 30 ～ 50ng/ml。

我国维生素 D 临床营养状况评估通常采用的定义血清 25- 羟维生素 D 的水平：①＜ 30nmol/L（12ng/ml）为维生素 D 缺乏；② 30 ～ 75nmol/L

（12～30ng/ml）为维生素D不足；③75～250nmol/L（30～100ng/ml）为维生素D充足；④> 375nmol/L（150ng/ml）为补充维生素D中毒。

33 维生素D缺乏/不足有哪些危害

维生素D缺乏/不足已成为世界性公共健康问题。维生素D缺乏症的主要表现在儿童为佝偻病，在成人为软骨病。轻度维生素D缺乏症称为维生素D不足，可能会导致继发性甲旁亢、骨质丢失、肌无力、易跌倒和脆性骨折。研究显示，维生素D缺乏除与骨代谢疾病、肿瘤、心血管疾病、心理健康等相关外，也是传染病和自体免疫性疾病及顽固性口腔溃疡的易感危险因素。

34 什么是维生素D缺乏/不足继发性甲旁亢

维生素D缺乏/不足继发性甲旁亢是指患者由于维生素D缺乏/不足或钙剂补充不足导致肠道钙、磷吸收功能下降，使血钙水平相对较低，导致甲状旁腺功能增强或继发性甲旁亢，从而出现的一系列代谢紊乱。

35 维生素D缺乏/不足是怎样引起继发性甲旁亢的

维生素D缺乏/不足或钙剂补充不足是引起甲状旁腺功能增强或继发性甲旁亢的最常见原因。因为维生素D缺乏/不足或钙剂补充不足时导致钙吸收减少，血钙水平相对较低，刺激甲状旁腺分泌甲状旁腺激素增多，引起甲状旁腺功能增强或继发性甲旁亢。

36　维生素 D 缺乏 / 不足继发性甲旁亢如何诊断

维生素 D 缺乏 / 不足或钙剂补充不足相关性甲状旁腺功能增强、亢进或继发性甲旁亢的诊断，主要根据病史、临床表现、血液学指标及影像学检查。早期症状多不明显，主要根据血液学指标及影像学改变进行诊断，因此定期体检筛查很重要。建议正常人群每年检查一次血 25- 羟维生素 D、钙镁磷、甲状旁腺激素、碱性磷酸酶等骨代谢指标，必要时行骨密度、甲状旁腺超声和甲状旁腺 ECT 检查。

37　维生素 D 缺乏 / 不足继发性甲旁亢可以预防吗

维生素 D 缺乏 / 不足或钙剂补充不足相关性甲状旁腺功能增强、亢进或继发性甲旁亢，因有明确的病因，是完全可以预防的。其防控关键在于早预防、早发现、早治疗。由于维生素 D 缺乏 / 不足与相对低钙是维生素 D 缺乏 / 不足继发性甲旁亢的最常见病因，因此其防治的重点就是要管理好血维生素 D、钙镁磷、甲状旁腺激素等指标。提高对维生素 D 缺乏 / 不足或钙剂补充不足危害性的认识，健康饮食（多食富含维生素 D 和钙的食物），定期日光浴和户外锻炼，补充维生素 D 和钙剂。定期监测血维生素 D、钙镁磷和甲状旁腺激素水平，以及进行骨密度检查，制定个性化的治疗方案；定期复查，根据检测结果及时调整治疗方案，维持血维生素 D、钙镁磷和甲状旁腺激素在最佳的范围。

维生素 D 是人体所必需的一种脂溶性维生素，主要由食物摄入和皮肤合成。并不需要过长时间的全身性日光浴，每天只要将手脚露出 30cm，在阳光下晒 30 分钟即可。

口服维生素 D_3 是维生素 D 缺乏症的首选治疗。摄入足量的维生素 D 和钙剂对于维持骨密度至关重要，维生素 D 的推荐剂量为 400 ～ 800IU/d；治疗骨质疏松症剂量为 800 ～ 1200IU/d。维生素 D 制剂的使用还应结合患者自身情况，遵循我国现有的证据和指南，针对不同的患者给予足量、安全、有效的维生素 D 和钙剂。

钙剂、维生素 D 及双膦酸盐的剂量推荐应用方案

药物	推荐剂量及应用方案
钙剂	成人每日钙（元素钙）摄入量为 800mg 绝经后女性和老年人为 1000mg，老年人平均每日从饮食中获取钙 400mg，因此平均每日补充的元素钙量为 500 ～ 600mg
维生素 D	成人推荐剂量为 200IU（5μg/d） 老年人推荐剂量为 400 ～ 800IU（10 ～ 20μg/d） 治疗骨质疏松症时，剂量可为 800 ～ 1200IU，或与其他药物联合使用 维生素 D 缺乏或不足者，也可予维生素 D_2 肌内注射，一次 30 万～ 60 万 IU，病情严重者可在 2 ～ 4 周后重复注射
双膦酸盐	
口服	服用时应注意饮食要求，同时在服用后要保持直立体位
静脉	骨质疏松较重者，推荐使用唑来膦酸 4mg，每 6 个月静脉注射 1 次

38 维生素 D 缺乏 / 不足继发性甲旁亢如何治疗

维生素 D 缺乏 / 不足相关性甲状旁腺功能增强或继发性甲旁亢早

期是可以经药物治愈的，相关内容可参阅“维生素 D 缺乏 / 不足继发性甲旁亢可以预防吗”。如果维生素 D 缺乏 / 不足继发性甲旁亢已进入不可逆期，应施行病变甲状旁腺切除术。术后需密切随访，加强维生素 D 和钙、磷的补充。

39　维生素 D 缺乏 / 不足与原发性甲旁亢有关吗

原发性甲旁亢一般病因不明，不可防、不可控；而维生素 D 缺乏 / 不足或钙剂补充不足可导致甲状旁腺功能增强或继发性甲旁亢，病因明确，可防、可控，与原发性甲旁亢无关。但笔者在临床诊疗中发现，目前临床上诊断为原发性甲旁亢的患者，其实绝大多数并非原发，而应归为继发性甲旁亢，多数为维生素 D 缺乏 / 不足或钙剂补充不足相关性甲状旁腺功能增强或继发性甲旁亢。

长期的维生素 D 缺乏 / 不足或钙剂补充不足可引起相对低血钙，将刺激甲状旁腺增生，分泌较多的甲状旁腺激素代偿性调节钙磷平衡。初期尚处于可逆阶段，可用药物治愈；但长期维生素 D 缺乏 / 不足或钙剂补充不足导致的低钙刺激，会使甲状旁腺功能增强、甲状旁腺过度增生甚至瘤变，而进入不可逆阶段，需要手术治疗。

40　为何需对目前一些原发性甲旁亢的诊断进行更正

目前临床诊断的“原发性甲旁亢”多数是有其病因且可防、可控的。对一些原发性甲旁亢诊断的更正非常必要且有重要临床意义，因为多数“原发性甲旁亢”（尤其是维生素 D 缺乏 / 不足或钙剂补充不足相关性甲状旁腺功能增强或亢进）可防、可治（内科治疗），积极预防和早期诊治至关重要，而一旦被误诊为原发性甲旁亢，则变为不可防、不可内科治疗而只能等待手术治疗！

如能认识到这一点，在普通体检人群中常规进行血钙镁磷、25-羟维生素D、甲状旁腺激素等骨代谢指标的筛查与甲旁亢和骨代谢疾病的防治，普通人群中的骨健康状况及尿路结石等病变将会得到极大的改善，将有大量的甲状旁腺功能增强或“原发性甲旁亢”患者在疾病早期经调整生活方式、加强钙剂和维生素D的补充后得到治愈而避免手术治疗；临床上对有肌肉骨骼疼痛、骨量下降、骨质疏松、骨折、尿路结石、胃肠道疾病、反复胰腺炎、反复发作的口腔溃疡、记忆力和情绪改变等表现的人群尤应加强这方面的筛查与防治，而不应等到明确诊断为顽固性尿路结石或反复骨折时，才开始考虑进行血钙镁磷、25-羟维生素D、甲状旁腺激素等骨代谢指标的检查及维生素D和钙剂的补充。

41　是否有必要将血钙镁磷、25-羟维生素D、甲状旁腺激素等骨代谢指标纳入常规体检项目

有研究显示，维生素D缺乏/不足已成为世界性公共健康问题，全世界有近50%的人口受维生素D缺乏/不足的影响，乳腺癌等肿瘤患者中存在更高比例的维生素D缺乏/不足。有研究显示，维生素D缺乏/不足或钙剂补充不足不仅会造成骨骼疾病（包括营养性佝偻病、软骨病、骨量下降、骨质疏松）及相关甲状旁腺功能增强或继发性甲旁亢，还与多种骨骼外疾病密切相关，包括心血管疾病、代谢综合征（肥胖、糖耐量减低、糖尿病、脂代谢紊乱、高血压）、恶性肿瘤、感染、

过敏性疾病及哮喘、精神及神经疾病、自身免疫性疾病、慢性肾病、口腔溃疡等。如能规范防治人群维生素D缺乏/不足、规范补充钙剂，还可使乳腺癌等恶性肿瘤患者获得骨健康和正常钙磷代谢以外的更多益处。

笔者在长期临床诊疗中发现，目前被诊断为原发性甲旁亢的患者，其实很多并非原发性，而应归为继发性，其中多数与维生素D缺乏/不足或钙剂补充不足有关，即长期的维生素D缺乏/不足或钙剂补充不足引起的相对低血钙，刺激甲状旁腺增生，分泌过多的甲状旁腺激素代偿性调节钙磷平衡。在初期处于甲状旁腺功能增强或亢进的可逆阶段时，可经药物治愈，但长期维生素D缺乏/不足或钙剂补充不足所致的低钙刺激将导致甲状旁腺过度增生甚至瘤变，导致顽固性尿路结石、骨量下降、骨质疏松、身高变矮、骨折等，从而不得不进行手术治疗。临床上时而会见到一些患者因维生素D缺乏/不足或钙剂补充不足所致甲状旁腺功能增强或亢进导致肾结石、肾积水、肾功能损伤，最终导致尿毒症，其实，此类悲剧是可以避免的！

目前临床诊断的原发性甲旁亢多数是有其病因的，是可防、可控的。如能意识到并重视这一点，在普通体检人群中常规进行血钙镁磷、25-羟维生素D、甲状旁腺激素等骨代谢指标的筛查，加强甲旁亢和骨代谢疾病的防治，人们的骨健康状况及尿路结石等疾病将会得到极大的改善，将有大量的甲状旁腺功能增强或“原发性甲旁亢”患者在疾病早期经调整生活方式、加强钙剂和维生素D的补充而得到治愈，从而避免手术治疗；临床上对有肌肉骨骼疼痛、骨量下降、骨质疏松、骨折、尿路结石、胃肠道疾病、反复胰腺炎、反复发作的口腔溃疡、记忆力和情绪改变等表现的人群尤应加强这方面的筛查与防治；而不应等到出现顽固性尿路结石、反复骨折才开始考虑进行血钙镁磷、25- 羟维生素 D、甲状旁腺激素等骨代谢指标的检查，以及维生素 D 和钙剂的补充。

42 为何目前对血钙和甲状旁腺激素正常值范围的解读需慎重

有研究显示，维生素 D 缺乏 / 不足已成为世界性公共健康问题，全世界有近 50% 的人口受维生素 D 缺乏 / 不足的影响。维生素 D 缺乏 / 不足将明显影响血钙的吸收，再加上部分人群饮食中含钙量不足，导致很多健康个体的血钙都偏低，因此由“健康人”平均血钙水平测算得出的血钙正常值范围并非真正的正常值范围，其中包含了一些实际血钙偏低的人群。目前笔者所在医院血钙的正常值为 2.11 ～ 2.52mmol/L，而笔者在临床实践中发现正常血钙的下限值应该在 2.35 ～ 2.4mmol/L 或以上；同时甲状旁腺激素的正常值范围的上限偏高，应该下调，而且这一甲状旁腺激素值的范围还包括了甲状旁腺功能增强所对应的数值范围，发现此现象并应用于临床后，很多患者因此获益。因此，应重新界定血钙和甲状旁腺激素值正常的人群，测定准确的血钙和甲状旁腺激素正常值范围，以真正用于指导临床。

43 乳腺癌等肿瘤患者需关注维生素 D 缺乏 / 不足继发性甲旁亢吗

笔者对经系统治疗后门诊随访的 127 例乳腺癌患者检测 25- 羟维生素 D 发现，其中 106 例（83.5%）乳腺癌患者存在维生素 D 缺乏 / 不足。

已有多项研究显示，乳腺癌患者中普遍存在维生素 D 缺乏 / 不足，化疗后或内分泌治疗期间乳腺癌患者的维生素 D 水平会显著降低，维生素 D 缺乏 / 不足也是乳腺癌等恶性肿瘤发生和不良预后的危险因素。规范防治乳腺癌患者的维生素 D 缺乏 / 不足还可使乳腺癌患者获得钙代谢以外的益处。相关指南已推荐此类患者补充钙剂及维生素 D，以将骨质丢失降至最低程度。因此，乳腺癌等癌症患者应该常规行血 25- 羟维生素 D、钙镁磷、甲状旁腺激素、碱性磷酸酶等骨代谢指标和骨密度检测，以便为患者补充维生素 D 和钙剂提供剂量参考，改善患者的生活质量，提高患者预后。同时笔者也在临床工作中发现，经积极补充维生素 D 和钙剂后，乳腺癌患者中口腔溃疡的发生情况也得到明显改善。

44　骨质疏松和维生素 D 缺乏 / 不足继发性甲旁亢人群为何要补充维生素 K

维生素 K 最为人们所熟知的功能是凝血，包括预防机体内出血、减少女性月经期大量出血、促进血液正常凝固等生理作用。除此之外，维生素 K 还具有促进骨形成、抑制骨吸收的重要作用，可防治多种原因引起的骨质疏松症。其中，维生素 K 可通过抑制骨吸收激活因子，抑制破骨细胞活性，从而抑制骨吸收。另外，在肾脏中有一种叫肾钙素的物质，其谷氨酸的羧化需要维生素 K 参与，羧化的肾钙素具有调节尿钙排泄的作用，所以维生素 K 可通过减少尿钙的排出调节体内钙的平衡，从而影响骨代谢。而且维生素 K 缺乏还会导致骨破坏增加、尿钙排泄增加和血钙降低，诱发甲状旁腺功能增强或亢进，继而导致骨量下降和骨质疏松。因此，需要的人群应适当补充维生素 K 以防治骨质疏松和维生素 D 缺乏 / 不足继发性甲旁亢。

第五篇

慢性肾病继发性甲状旁腺功能亢进症的诊断与治疗

45　慢性肾病继发性甲旁亢

45.1　什么是慢性肾病继发性甲旁亢

慢性肾病继发性甲旁亢，又称为慢性肾病骨矿物质代谢紊乱（CKD-MBD），是指慢性肾病患者由于肾功能不全，发生高磷低钙血症，进而导致继发性甲旁亢而出现的一系列代谢紊乱。这是慢性肾衰竭透析患者最常见、最严重的并发症之一。

45.2　慢性肾病是怎样引起继发性甲旁亢的

慢性肾病（尤其是尿毒症透析阶段）是导致继发性甲旁亢的最主要原因。患有慢性肾病时，肾脏的滤过功能下降，很多有害物质容易在体内积聚。磷由于滤过减少，在体内积聚可引起高磷血症。同时，肾功能受损时，促进钙吸收的维生素 D 也相应减少，会出现低钙血症。在高磷血症和低钙血症的双重作用下，刺激甲状旁腺分泌更多的甲状旁腺激素，使骨质破坏，释放钙离子入血，导致骨质疏松、纤维性骨炎、骨骼缩短和变形、骨折等病变；从骨骼游离出的过多的钙沉积到血管壁，引起血管钙化，还容易导致心血管事件；如果过多的钙逸散到软组织或其他系统，会出现皮肤软组织钙化或其他多系统的钙化。继发性甲旁亢的这些变化与原有的慢性肾病互为因果构成恶性循环，严重影响患者的生活质量，甚至会导致死亡。

45.3 慢性肾病继发性甲旁亢有什么危害

继发性甲旁亢是慢性肾衰竭透析患者背后的“隐形杀手”，危害极大，常导致骨质疏松和骨骼损害。患者早期仅表现为活动障碍、行走吃力，逐渐出现骨骼疼痛、骨密度降低、纤维性骨炎、病理性骨折和骨畸形。严重者可出现退缩人综合征，表现为身高缩短、头面部缩小、“狮面脸”、重度“鸡胸”、四肢长骨弯曲等。患者常有皮肤瘙痒，出现皮肤钙化甚至可发生溃疡和坏死。还可累及心血管系统，引起血管、心脏瓣膜钙化，软组织钙化，顽固性高血压，发生严重的心、脑血管意外，导致患者死亡率升高。

45.4 慢性肾病继发性甲旁亢如何预防

继发性甲旁亢的防控关键在于早预防、早发现、早治疗。由于低钙高磷是继发性甲旁亢的主要诱因，因此防治的重点是管理好血钙、血磷和甲状旁腺激素等指标。首先，要提高患者对其危害性的认识，提高患者的治疗依从性。其次，要定期严密监测血钙、血磷和甲状旁腺激素水平，制定个性化的治疗方案，定期复查，根据检测结果及时调整治疗方案，维持血钙、血磷和甲状旁腺激素在最佳的范围。再次，控制饮食中磷的摄入。透析患者每天摄入的磷不应超过 600 ～ 800mg，建议避免摄入动物内脏，限制坚果类、奶类、豆类等摄入。最后，充分透析和药物干预。充分透析能清除一部分磷，同时可加用药物（磷结合剂）来控制血磷水平；对于甲状旁腺激素异常者，应使用活性维生素 D 及其类似物和拟钙剂进行控制。

45.5　尿毒症透析患者有必要监测 B 型脑钠肽吗

B 型脑钠肽（BNP）是体内重要的水盐调节激素，当血压增高或血容量超负荷时，机体分泌更多的 B 型脑钠肽，发挥利尿、扩张血管等作用。但终末期肾病或尿毒症患者，体内过多的液体不能通过肾脏清除，致使体内长期处于容量超负荷状态。因此，患者的 B 型脑钠肽处于高水平。长时间的容量超负荷会增加心脏负担，心肌将出现劳损性改变，可表现为左心室肥厚、左心室射血分数降低及肌钙蛋白增高，最终将发展为慢性充血性心力衰竭。超过 70% 的终末期肾病患者在接受透析前已发展为左心室肥厚，在接受透析的患者中心力衰竭发生率为 31% ～ 40%。血浆 B 型脑钠肽能敏感地反映和实时监测心血管容量情况。动态监测 B 型脑钠肽水平变化，能合理指导患者液体出入量管理。同时，尿毒症患者透析后 B 型脑钠肽持续增高提示体内仍然存在液体超负荷，对选择合适的透析容量也有一定的参考价值。此外，血浆 B 型脑钠肽联合肌钙蛋白也能敏感地反映心血管疾病负荷，因此 B 型脑钠肽在尿毒症透析人群的心血管疾病二级预防，早期发现隐匿的心血管病变，监测心血管疾病进展，评估预后和反映心血管疾病干预措施的效果等方面均具有较高价值。

46　慢性肾病继发性甲旁亢有哪些表现

慢性肾病继发性甲旁亢引起的损害会累及全身多脏器、多系统，但在早期可以没有任何症状，仅血液检验可发现钙磷和甲状旁腺激素等异常，到中晚期才会出现明显的症状，而且呈进行性加重。常表现为：

（1）皮肤瘙痒：主要与血磷升高及皮肤钙化等有关，呈进行性加重，尤其在晚间安静时明显，严重者会影响睡眠。由于经常抓挠，可有皮肤抓痕、增厚、粗糙及肤色灰暗等表现。

（2）软组织钙化结节：皮肤可出现小米粒样斑丘疹，皮下软组织内结节状或团块状钙化灶。

（3）骨痛：可表现为广泛的关节痛，或深部不固定的疼痛，也可局限于后背下部、臀区、下肢骨或足跟等承重部位，受压、承重或改变体位可使疼痛加重，甚至出现骨骼的明显触痛（指尖常有此现象），严重者会影响走路，难以上下楼梯，甚至卧床不起。

（4）身高变矮、骨骼畸形：部分患者可出现身高逐年下降（退缩人综合征），面部出现畸形，腭部与下颌部明显膨大突出，整个面部如狮面一般（“狮面脸”）。

（5）骨折：可有自发性骨折或轻微碰撞就发生骨折，常见肋骨骨折、脊柱压缩性骨折及下肢骨折等。

（6）不安腿：小腿出现难以形容的不适感、蚁走感、酸痛、胀痛等，常在夜间出现，不能入睡，活动或步行后症状可消失。

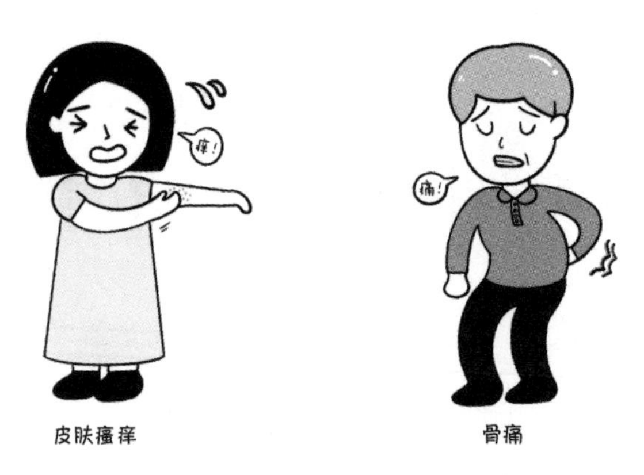

慢性肾病继发性甲旁亢的部分表现

47 慢性肾病继发性甲旁亢的常见并发症

慢性肾病继发性甲旁亢患者体内甲状旁腺激素分泌过量，持续异常升高，直接作用于骨骼，促进破骨细胞活动，引起骨质吸收，全身骨骼普遍脱钙，从而出现骨质疏松、骨软化、骨囊肿等，甚至发生骨折。

47.1 慢性肾病继发性甲旁亢患者为何会出现骨质疏松

过量的甲状旁腺激素可直接作用于骨骼，刺激破骨细胞，引起骨质吸收，促进骨骼中的钙释放入血，导致患者骨密度降低，出现骨质疏松。骨钙丢失超过 30% 时，可在 X 线片中显示出来。骨质疏松最明显的部位通常是胸部、背部、腰部和手掌，可表现为腰背酸痛或全身酸痛，严重时出现身高变矮和驼背。

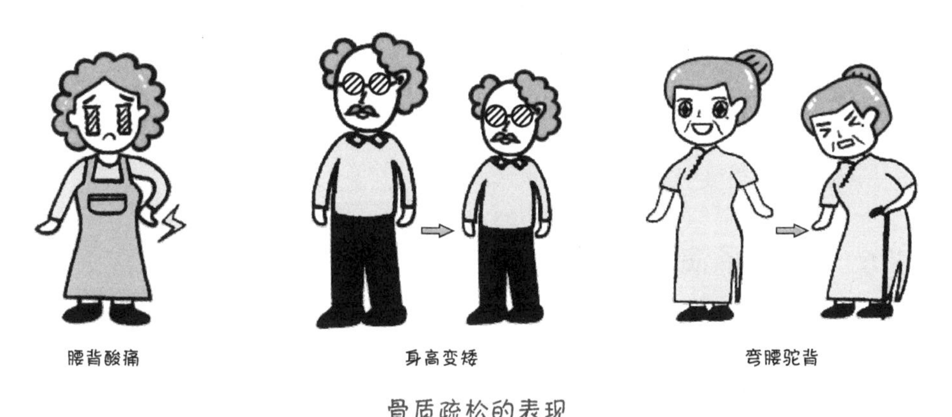

骨质疏松的表现

47.2 慢性肾病继发性甲旁亢患者为何会出现纤维囊性骨炎或骨囊肿

慢性肾病继发性甲旁亢患者体内甲状旁腺激素水平过度升高，作用于骨骼，同时促进破骨细胞和成骨细胞的活动，引起骨质吸收，骨内出现囊性病变。若患者伴有骨软化症等原发疾病，则可出现纤维囊性骨炎或骨囊肿。

47.3 慢性肾病继发性甲旁亢患者为何会出现骨折

慢性肾病继发性甲旁亢患者全身骨骼普遍脱钙，易造成病理性骨折及各种骨畸形，且骨痛明显。骨折多为自发性或由轻微外伤所致，最常见于肋骨、脊柱、四肢等部位。

47.4 慢性肾病继发性甲旁亢患者为何会出现行走困难

慢性肾病继发性甲旁亢患者全身骨质被吸收，患者可出现乏力、疼痛，严重时翻身、起坐及行走均感困难。

47.5 慢性肾病继发性甲旁亢患者为何会卧床不起

慢性肾病继发性甲旁亢进一步发展加重时，骨质疏松和骨骼破坏程度逐步加重，患者全身骨骼疼痛明显，身高变矮，骨软化，全身无力，翻身、起坐、行走困难，以致卧床不起。

47.6 慢性肾病继发性甲旁亢患者为何会变矮

慢性肾病继发性甲旁亢与机体的骨代谢密切相关，特别是在慢性肾衰竭继发性甲旁亢患者中，骨骼病变更为常见。由于全身骨质长期矿化不足，甲旁亢患者可表现为骨软化，以致骨变形，具体可表现为：脊柱侧弯、驼背和胸廓变形，严重者可出现多处椎体的压缩性骨折。这些都可导致甲旁亢患者身高变矮，出现“退缩”现象，也称为“退缩人综合征”。

47.7　慢性肾病继发性甲旁亢患者为何会出现“狮面脸”

慢性肾病继发性甲旁亢可导致严重的骨骼病变和畸形，除了引起患者身高变矮外，有的还可出现面部畸形及面部肌肉萎缩，腭部与下颌部明显膨大突出，整个面部如狮面一般，称之为“狮面脸”。

47.8　慢性肾病继发性甲旁亢患者为何会出现全身疼痛、瘙痒

慢性肾病继发性甲旁亢患者体内高水平的甲状旁腺激素可导致骨钙释出增加，骨骼脱钙、骨质疏松及骨痛，表现为广泛的关节痛，或深部不固定的疼痛，也可局限于后背下部、臀区、下肢骨或足跟等承重部位，受压、承重或改变体位可使疼痛加重，甚至出现骨骼的明显触痛，严重者影响走路、不能上下楼梯，甚至无法行走。随着骨钙释出增加，血钙水平升高，骨骼矿化发生障碍，钙盐不在骨骼沉积，反而在骨以外的组织沉积，如在皮肤沉积可引起皮肤钙化及顽固性瘙痒。同时，血磷升高可导致周围神经的损害，也可表现为皮肤瘙痒，常见于额部、背部、下肢及前臂等部位，可呈阵发性或持续性，特别是晚间安静时明显，严重时影响睡眠。由于经常抓挠，可有皮肤抓痕、增厚、粗糙及肤色灰暗等表现。

47.9　慢性肾病继发性甲旁亢患者为何会出现血管钙化

慢性肾病继发性甲旁亢患者多有钙磷代谢紊乱，同时由于骨骼矿化障碍，钙、磷在骨骼以外的组织沉积，称为转移性钙化。如钙盐沉积于血管，即表现为血管钙化。血管钙化既可以发生在外周血管，也可发生在心脑血管，导致血管僵硬、弹性丧失。小动脉钙化可引起动脉狭窄和闭塞，而严重的心血管钙化可显著增加心血管疾病的风险。

47.10 慢性肾病继发性甲旁亢患者为何会出现身体畸形

骨骼病变是慢性肾病继发性甲旁亢最常见的表现之一，由于维生素D缺乏和低钙血症，患者可出现严重的骨变形。临床表现为骨骺脱位和长骨变弯，常波及臀部，也可见于股骨、胫骨、肱骨、尺骨和桡骨。此外，由于发生骨软化，成人患者可出现胸廓变形、驼背、脊柱侧弯及腰椎压缩性骨折等畸形，儿童则导致佝偻病。

48 慢性肾病继发性甲旁亢如何诊断

慢性肾病继发性甲旁亢的诊断主要根据病史、临床表现、血液指标及影像学检查。早期的症状多不明显，主要根据血液指标及影像学改变进行诊断，因此定期复查很重要。对于尿毒症透析患者，建议每隔1～3个月复查一次血磷和血钙，每隔3～6个月复查一次血甲状旁腺激素，每年复查一次甲状旁腺超声。

49 慢性肾病继发性甲旁亢如何治疗

慢性肾病继发性甲旁亢的治疗主要针对原发病，甲状旁腺切除术通常是药物治疗失败后的选择。引起慢性肾病继发性甲旁亢的因素主要有：高血磷、低血钙，维生素D缺乏，高甲状旁腺激素，以及甲状旁腺增生肥大。治疗主要针对以上因素，例如，控制高磷血症，维持血钙水平，合理使用活性维生素D及其类似物，使用拟钙剂，施行甲状旁腺切除手术。

早期患者以一般治疗及药物治疗为主。首先应控制饮食，限制磷的摄入，尽量维持血磷在正常水平，如果控制饮食不能降低血磷水平，此时应注意检测血钙水平。若血钙水平在正常范围或降低，则应加用含钙的磷结合剂，如碳酸钙等；若血钙水平增高（一般＞2.5mmol/L），则改用非含钙的磷结合剂，如碳酸镧等。经上述治疗，血清甲状旁腺激素如果仍然超过目标值范围，则需加用活性维生素D及其类似物如骨化三醇治疗。如果经过上述处理，甲状旁腺激素仍然高出目标值范围，在无低钙血症时，考虑使用钙敏感受体调节剂如西那卡塞。当血清甲状旁腺激素超过800pg/ml，特别是超声或核素扫描等影像学发现有甲状旁腺增生肥大时，药物治疗效果多不佳，需要进行甲状旁腺手术治疗，摘除增生的甲状旁腺。对于不愿手术、术后复发或年老体弱不能耐受手术者，可以试用超声引导下注射乙醇、射频消融或激光治疗，也可采用药物降低血钙和甲状旁腺激素，如双膦酸盐、降钙素、西那卡塞等均有一定的疗效。

49.1　药物治疗

（1）磷（酸盐）结合剂：磷（酸盐）结合剂通过形成难溶性磷复合物减少肠道中磷的吸收，降低血磷，维持钙磷平衡，可用于继发性甲旁亢的基础治疗。

（2）维生素D及其类似物：维生素D及其类似物可直接或间接抑制甲状旁腺激素的合成与分泌，治疗继发性甲旁亢。维生素D（如骨化三醇、阿法骨化醇）也可作用于肠道，促进钙吸收，但可致高钙血症的风险增加。维生素D类似物（如马沙骨化醇、帕立骨化醇、度骨化醇、氟骨化醇等）选择性作用于甲状旁腺，抑制甲状旁腺激素分泌，降低了潜在的高磷血症、高钙血症风险，但维生素D类似物治疗时，仍需注意监测血钙、血磷及甲状旁腺激素水平。

（3）钙敏感受体调节剂：钙敏感受体调节剂如盐酸西那卡塞，通过别构调节激活钙敏感受体，抑制甲状旁腺激素分泌，同时降低血钙、血磷水平。主要用于治疗慢性肾病透析治疗患者的继发性甲旁亢，尤其是重症高钙血症但不愿接受甲状旁腺切除术或有手术禁忌证的患者。西那卡塞与维生素 D 类似物不同的是：它不增加肠道钙、磷吸收。故维生素 D 类似物与西那卡塞联合应用，不仅可协同降低血甲状旁腺激素水平，还可减少因血钙、血磷水平降低而引起的不良反应的发生率。

49.2 手术治疗

49.2.1 世界各国慢性肾病患者接受甲状旁腺手术治疗的概况

据统计，13% 的美国人口和 16% 的欧洲人口患有慢性肾病，目前我国慢性肾病的发病率已高达 10.8%，患者数超过了 1 亿。部分慢性肾病患者会进展为终末期肾病（俗称尿毒症）。据估算，目前我国尿毒症患者已高达 200 万左右，其中仅少数患者接受了肾脏移植。尿毒症透析患者，随着透析龄的增加，继发性甲旁亢患病率增加，虽然继发性甲旁亢口服药物在快速发展，但甲状旁腺切除术的手术率仍在上升，世界各国每年有 2% ～ 10% 的透析患者需要施行甲状旁腺手术治疗。有文献报道，在透析了 3 ～ 10 年的患者中约 20% 需要切除甲状旁腺，而透析超过 20 年，约有 40% 的患者需要行甲状旁腺切除术。

有研究显示，行甲状旁腺切除术的透析患者，其致残率和死亡率均低于未接受此手术者。甲状旁腺手术后的患者骨痛消失，骨密度增加，骨折发生率降低，心血管事件的发生率降低，生活质量提高，生化指标更接近于目标值。

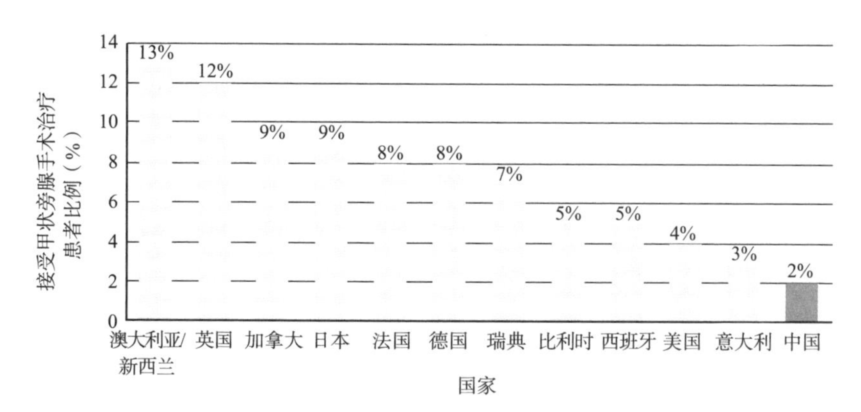

各国透析患者甲状旁腺手术治疗情况

49.2.2　哪些慢性肾病继发性甲旁亢患者需施行甲状旁腺切除术

（1）血甲状旁腺激素持续＞ 800pg/ml。

（2）药物治疗无效的持续性高钙和（或）高磷血症。

（3）具备至少一枚甲状旁腺增大的影像学证据，如彩超提示甲状旁腺增大：直径＞ 1cm 且血流丰富。

（4）对活性维生素 D 及其类似物治疗抵抗。

（5）部分对红细胞生成素抵抗的贫血。

（6）部分顽固性高血压。

有以下情况之一者也应积极考虑施行甲状旁腺切除术：

（1）出现不明原因的骨痛、瘙痒等症状。

（2）血碱性磷酸酶持续升高。

（3）X 线检查发现骨骼有典型继发性甲旁亢表现，如颅骨的胡椒加盐征、椎体的橄榄球衫征、掌骨骨膜下吸收征等。

（4）进行性发展的不同部位的钙化（如血管、心脏瓣膜、关节的肿瘤状钙化）。

49.2.3 慢性肾病继发性甲旁亢患者住院手术期间可能需要做的检查项目有哪些

（1）血常规、尿常规、大便常规。

（2）血生化（包括钙、镁、磷、骨特异性碱性磷酸酶）。

（3）术前输血相关检查。

（4）血清甲状旁腺激素和降钙素。

（5）甲状腺功能、甲状腺抗体和甲状腺球蛋白。

（6）心肌酶谱、脑钠肽、血气分析。

（7）骨代谢检查：25-羟维生素 D_3、人 N 端中段骨钙素（N-MID）、血清 I 型前胶原氨基末端肽（PICP）、胶原降解产物（B-CTX）。

（8）心电图、超声心动图（根据病情选做冠状动脉血管造影）。

（9）胸片、双手正位片、腹部侧位片（注意腹主动脉钙化）。

（10）甲状旁腺超声。

（11）甲状旁腺 ECT。

（12）颈部增强 CT 或磁共振成像（MRI）。

（13）甲状旁腺 PET/CT。

（14）骨密度。

（15）腹部超声、肺功能等。

49.2.4 慢性肾病继发性甲旁亢患者术前准备有哪些注意事项

（1）术前 1 周起停用口服抗凝剂（如阿司匹林、氯吡格雷、双嘧达莫等），必要时改用肝素钠。

（2）术前加强透析，以预防手术当日的高钾血症。

（3）饮食指导：限制磷的摄入。高磷会减少钙的吸收及维生素 D 的合成，从而导致骨骼疾病；每日摄入的磷应控制在 800 ～ 1000mg 以内，避免含磷高的饮食（如坚果、骨头汤等）。

（4）控制血压，纠正贫血，提高手术耐受性。

（5）术前间断吸氧，提高血氧饱和度，方便术中插管和术后恢复。

49.2.5　治疗慢性肾病继发性甲旁亢有哪些手术方式

慢性肾病继发性甲旁亢的手术治疗主要有三种方式：

（1）甲状旁腺次全切除术。

（2）甲状旁腺全部切除术。

（3）甲状旁腺全切加甲状旁腺自体移植术。

需行肾移植的患者不宜采用甲状旁腺全切术。多数患者术后可获得良好的治疗效果，但由于目前医疗条件的限制，仍有少数患者术后甲状旁腺激素和血钙下降不明显或因复发可能需再次手术。

49.2.6　术后并发症及其处理

49.2.6.1　慢性肾病继发性甲旁亢患者术后“骨饥饿”现象和低钙血症的处理

“骨饥饿”现象是指术后由于甲状旁腺激素快速下降，肠道钙吸收减少，但是骨骼仍处于高转运状态，大量吸收血中的钙、磷，引发低钙血症。表现为甲状旁腺术后数小时至 1 周内，神经肌肉兴奋性增高，出现手足麻木及抽搐，严重时可出现心律失常，或支气管痉挛，发生窒息。

处理方法：

（1）术后严密监测血钙：监测血钙至少 3 周，尤其是术后 1 周内，每天测血清钙 1 ～ 4 次。术后初期血钙浓度也不宜维持在高水平，因高钙不利于移植腺体的成活。

（2）静脉补钙，必要时中心静脉置管补钙，根据所测血钙浓度调整；同时口服元素钙 1.8g/d，分 3 ～ 4 次服用。

（3）活性维生素 D 0.5 ～ 2μg/d，分 2 ～ 3 次口服。

（4）手术成功及“骨饥饿”明显者，术后使用 1.75 ～ 2.25mmol/L 钙离子浓度的透析液。

（5）术后进食高钙、高磷食物（如脱脂牛奶、豆制品、干果类、海产品等），预防低血磷。

（6）术后 1 周用无肝素液或枸橼酸抗凝治疗，预防手术部位迟发性出血。

49.2.6.2 慢性肾病继发性甲旁亢术后甲状腺毒症现象及其处理

部分慢性肾病继发性甲旁亢患者，由于术中甲状腺分离显露的机械性刺激导致机械性甲状腺炎，术后大量甲状腺素一过性地释放入血，从而引起机体多个系统出现功能紊乱，引起甲状腺功能亢进表现，称为甲状腺毒症（高甲状腺素血症）。主要表现为：①高代谢症状，如怕热（术后患者穿衣单薄、不愿盖被子），皮肤温暖、潮湿多汗；②精神神经系统症状，如紧张不安、焦躁易怒、失眠，伸手、伸舌可有细震颤；③心血管系统症状，如心悸、心率增快（安静时心率常≥ 100 次 / 分）、心律失常；④消化系统症状，如多食易饥、大便次数改变（如腹泻等表现）；⑤肌肉骨骼系统症状，如手足乏力、震颤、麻痹等；⑥生殖系统症状，如女性患者月经周期紊乱、闭经等。

慢性肾病继发性甲旁亢患者术后的甲状腺毒症通常是一过性、自限性的，一般可予以密切观察处理，当上述症状较重时，可给予：①卧床休息，加强营养，补充机体大量出汗所丢失的液体；②加强透析；③ β- 受体阻滞剂，以充分控制心率；④硫脲类药物，用于阻断甲状腺素合成；⑤皮质激素，减少 T_4 向 T_3 转换（即减少甲状腺素转换为有生理功能的成分）；⑥胆汁酸螯合剂，可通过干扰甲状腺素的肝肠循环及再循环来降低甲状腺毒症患者的甲状腺素水平。

49.2.6.3　慢性肾病继发性甲旁亢患者术后高钾血症的处理

甲状旁腺切除是慢性肾病继发性甲旁亢唯一疗效确切的治疗措施。甲状旁腺切除术后常出现高钾血症，血钾升高易引起多种心律失常，若治疗不及时可随时出现心搏骤停，危及生命。甲旁亢术后高钾血症的治疗包括：

（1）乳酸钠或碳酸氢钠液：碱化血液，促进钾离子进入细胞内，拮抗钾的心脏抑制作用，可使用 11.2% 乳酸钠溶液 60 ～ 100ml（或 4% ～ 5% 碳酸氢钠溶液 100 ～ 200ml）静脉滴注，一般数分钟后即可起作用。

（2）钙剂：可对抗钾的心肌毒性，常用 10% 葡萄糖酸钙溶液或 5% 氯化钙溶液 10 ～ 20ml 加等量 25% 葡萄糖液，缓慢静脉注射，一般数分钟后即可起作用，但需多次应用。

（3）葡萄糖和胰岛素：使血钾转移至细胞内，一般用 25% ～ 50% 葡萄糖液，按每 3 ～ 4g 葡萄糖给予 1IU 普通胰岛素持续静脉滴注。

（4）血液透析：适用于伴肾衰竭的重症高钾血症患者，以血液透析为最佳，也可使用腹膜透析。

49.2.6.4　慢性肾病继发性甲旁亢术后低镁血症的原因及其处理

低镁血症会影响体内钙的吸收，因此继发性甲旁亢术后明显低钙的患者，还应监测血镁水平，必要时应补充镁。

镁在体内的总量约 1000mmol（22.66g），是仅次于钠、钾、钙，居第 4 位的阳离子。50% ～ 60% 的镁存于骨骼中，细胞外液中的镁仅占 1%，血清中镁离子的浓度为 0.75 ～ 0.95mmol/L。

原因：①摄入不足；②排出过多，如经胃肠道排出过多（严重腹泻、脂肪痢等），经肾脏排出过多 [镁吸收不良、利尿、高钙血症（肾小管对钙、镁重吸收时相互竞争）]；③甲状旁腺激素降低；④酮症酸中毒；⑤酒精中毒；⑥肾脏疾病等。

治疗：①积极治疗原发病。②补充镁盐，一般按每日 0.25mmol/kg 镁补充。缺镁严重而肾功能正常者可增至每日 1mmol/kg，肌内注射或静脉滴注。如发生低镁性抽搐，给予 10% 硫酸镁溶液 0.5ml/kg 缓慢静脉滴注。完全补足体内缺镁需时较长，需消除症状后持续补镁 1 ～ 3 周，常给予 50% 硫酸镁溶液 5 ～ 10ml 肌内注射或稀释后静脉滴注。③甲旁亢术后镁消耗增加还需长期食用高镁食物（如绿色蔬菜、水果、坚果、裙带菜、海带、豆制品等）和补充镁相关营养制剂，并定期监测血镁。

49.2.6.5 慢性肾病继发性甲旁亢术后低磷血症的原因及其处理

慢性肾病继发性甲旁亢手术成功后，血磷通常会迅速降至正常水平以下，血磷水平过低将影响骨骼的恢复。因此，继发性甲旁亢术后应监测血磷水平，对于低磷血症患者应积极补充磷。

正常血磷为 0.85 ～ 1.51mmol/L，低磷血症分为轻、中、重度：轻度，血磷为 0.6 ～ 0.85mmol/L；中度，血磷为 0.5 ～ 0.6mmol/L；重度，血磷＜ 0.5mmol/L。

原因：①摄入不足；②静脉高营养（葡萄糖增加细胞对磷酸盐的需求）；③吸收减少（如维生素 D 缺乏、铝镁制酸剂竞争性与磷结合）。

治疗：①纠正原发病，如糖尿病酮症酸中毒、碱中毒。②长期服用铝镁制酸剂、长期全肠外营养者，需常规每天补充磷制剂。③静脉补充磷盐。临床常用甘油磷酸钠（10ml 含磷 10mmol），磷酸钠和磷酸钾（每天 1000 ～ 2000mg，7 ～ 10 天可补充体内储存量）。严重者静脉滴注磷酸钾 279mg，连续输注≥ 12 小时，2.5mg/kg 或 5mg/kg，

6 小时内输注完毕。④加强磷的饮食摄入。甲旁亢术后造成长期低磷血症，需长期给予高磷食物（如豆制品、牛奶、羊肝、牛肝、炒花生仁等）和补充磷相关营养制剂，并应定期监测血清磷。

49.2.7　慢性肾病继发性甲旁亢患者行甲状旁腺手术切除的疗效

甲状旁腺手术可以有效缓解骨痛、肌无力、瘙痒等症状，减少骨折风险，纠正血清相关生化指标异常，并改善生活质量。与规律血液透析患者比较，全因死亡风险可降低 33%，心血管死亡风险可降低 37%，总体成功率可达 90% 以上。

甲状旁腺手术与药物治疗相比具有更经济、起效更快速的优势。

49.2.8　慢性肾病继发性甲旁亢患者手术成功后为何仍需加强随访治疗

慢性肾衰竭患者甲状旁腺切除术后，易发生以下并发症，需要密切随访：

（1）低钙血症：是患者术后常见的并发症，这是由于甲状旁腺激素突然下降所致，需要及时补钙并动态监测血钙水平。

（2）低血压：高水平的甲状旁腺激素可激活肾素 - 血管紧张素 - 醛固酮系统，导致高血压，而术后由于甲状旁腺激素的下降，患者血压可能更容易控制。患者由于营养不良得到改善，在术后 3 ～ 6 个月体重可增加 2 ～ 5kg，因此需及时动态评估患者的干体重，否则血液透析超滤过多可导致低血压。

（3）甲旁亢复发：文献报道，术后甲旁亢复发率达 10% ～ 100%。即使甲状旁腺手术非常成功，但术后患者体内尿毒症内环境仍然持续存在，残留的、移植或异位的甲状旁腺可再次增生，导致继发性甲旁亢复发。此外，由于术后患者一般状况改善，食欲明显增加，更易发生高磷血症，也可导致甲旁亢复发。因此，一般建议术后 1 周、1 个月、3 个月及半年，以后每年随访监测血钙、血磷及甲状旁腺激素水平，控制饮食，及时服用磷结合剂，以免错过甲旁亢复发诊断和治疗的最佳时机。

49.2.9　慢性肾病继发性甲旁亢患者术后复发应如何处理

慢性肾病继发性甲旁亢患者术后可出现持续性甲旁亢和复发性甲旁亢。

持续性甲旁亢：指术后血清甲状旁腺激素值仍高，通常是因未能切除所有的甲状旁腺或存在隐匿或异位的甲状旁腺所致。

复发性甲旁亢：指术后血清甲状旁腺激素下降一段时间后又逐渐上升，原因主要是移植的甲状旁腺、残留的比较小的正常甲状旁腺或散在的甲状旁腺细胞再次增生或瘤变。

处理：①术后应长期随访，定期检测血钙、血磷、碱性磷酸酶、甲状旁腺激素的水平，若甲状旁腺激素升高应及时行超声等甲状旁腺影像学检查；②可首选活性维生素 D 冲击疗法，有条件者可用拟钙剂，如西那卡塞等；③若术后发现有残留腺体或者残余组织增生，可于首次手术半年后再次行甲状旁腺切除术。

49.3　消融治疗

“小病灶、大危害”是甲状旁腺疾病的一个显著特点。外科干预迄今仍是病因治疗的基本原则，但是不乏术中找不到病灶，术后甲状旁腺功能依旧亢进甚至需要再次手术的情形。已有研究显示，超声引导下经皮消融治疗甲状旁腺增生或腺瘤具有微创性、便捷性、安全性和有效性，可迅速降低甲状旁腺激素，具有急救价值。目前国内临床采用的超声引导下消融治疗主要为射频消融治疗、微波消融治疗和激光消融治疗，并且前两种的使用率较高。治疗后甲状旁腺激素可能出现反弹，此时需考虑是新生病灶所致还是消融治疗不彻底所致。

超声引导下消融治疗甲状旁腺良性结节的适应证包括：①甲状旁腺腺瘤，不愿或不能接受外科切除的患者；②甲状旁腺增生结节，不愿或不能接受外科切除的患者，尤其是尿毒症患者反复发生甲状旁腺增生者。其禁忌证包括：①严重器官衰竭、活动性感染、血液系统病变、不可纠正的凝血功能障碍；②肿瘤位置特殊，消融治疗可能伤及周围脏器和重要血管、神经，不能保证安全进行消融治疗的患者。

第六篇

假性甲状旁腺功能亢进症的诊断与治疗

50　什么是假性甲旁亢

假性甲旁亢是指内分泌腺以外的恶性肿瘤产生甲状旁腺激素样物质而引起高钙血症、低磷血症等类似甲旁亢的症状，又称为异位甲状旁腺激素综合征。已知能够分泌甲状旁腺激素样物质的恶性肿瘤有肺癌、肾癌、卵巢癌、口咽部鳞癌、头颈部和食管类癌、胃癌、原发性肝癌、胰腺癌、乳腺癌、腮腺癌、霍奇金病、黑色素瘤、网状细胞肉瘤、膀胱癌及阴茎癌等。

51　假性甲旁亢如何诊断

假性甲旁亢表现为高钙血症和低磷血症，常被误诊为原发性甲旁亢，因此首先需把假性甲旁亢与原发性甲旁亢区别开来。假性甲旁亢和原发性甲旁亢在病史、合并症、实验室及影像学检查等方面均有不同，根据病程长短、发病经过、合并症及体重、饮食、大小便等改变，选择合适的检查并作出正确诊断。当有以下情况时需警惕假性甲旁亢：起病急、病程短、体重明显下降等；实验室检查提示血钙升高（血钙值易波动）、血磷降低（在氮质血症时血磷增高）；甲状旁腺激素正常或降低；影像学检查甲状旁腺未见异常，无肾结石；或其他部位检出可疑恶性肿瘤；经皮质醇治疗血钙下降；恶性肿瘤切除后或经其他治疗好转后甲旁亢表现消失。

52 假性甲旁亢如何治疗

由于假性甲旁亢是由其他病变引起，主要应针对原发疾病进行治疗，如采用手术、放疗或化疗等去除恶性肿瘤。对高钙血症尤其是高钙血症危象时，应迅速治疗以抢救生命和改善症状，并为病因诊断和治疗赢得时间。常用的药物有以下几种：磷酸盐、硫酸钠、呋塞米、光辉霉素及降钙素等，药物使用的剂量、时间长短及疗效、不良反应等，不同患者之间会有差异。

第七篇

甲状旁腺功能减退症的诊断与治疗

53　什么是甲旁减

甲状旁腺功能减退症简称甲旁减，是因甲状旁腺激素分泌减少和（或）效应不足而引起的钙磷代谢异常。其特征表现为手足搐搦、癫痫发作、低钙血症和高磷血症。

54　甲旁减有哪些类型

临床常见类型有特发性甲旁减、继发性甲旁减、低血镁性甲旁减，少见类型有假性甲旁减。特发性甲旁减病因未明，可能与自身免疫有关。继发性甲旁减病因包括：甲状旁腺损伤（是最常见的类型，多由甲状腺全切术切除了甲状旁腺或影响了甲状旁腺的血供而引起）；颈部放疗后；其他疾病累及甲状旁腺。假性甲旁减与甲状旁腺激素受体或受体后缺陷有关。

55　甲旁减如何诊断

如果患者有上述病史和临床表现，结合血钙水平降低、甲状旁腺激素水平降低或正常、血镁正常（低血镁可以降低甲状旁腺激素和血钙水平）、肾功能正常，诊断基本可以确定，再根据病因区分继发性或特发性。假性甲旁减虽然也有低血钙、高血磷临床表现，但是甲状旁腺激素分泌增加，容易鉴别。

56 甲旁减如何治疗和预防

无论是特发性、假性还是继发性甲旁减，治疗目标是控制病情，缓解症状，血钙纠正至正常低限或接近正常，尿钙排泄量保持在正常水平（成人 2.5 ～ 7.5mmol/24h，即 100 ～ 300mg/24h）。方法有补充钙剂、补充维生素 D 及其衍生物，特发性与继发性甲旁减也可以尝试甲状旁腺激素替代治疗。低镁引起者则需要纠正低镁血症。

甲状旁腺损伤部分是可以预防的，医生行甲状腺全切手术时，应仔细进行甲状腺后包膜的分离，注意保留甲状旁腺组织，但部分病例甲状旁腺与甲状腺肿瘤粘连无法分离或异位嵌入甲状腺组织内，从而无法避免甲状旁腺的切除。

附录

典型病例介绍

病例 1　原发性甲旁亢肾型

患者女性，57 岁，7 年来反复因肾结石就诊，多次行碎石治疗。患者 7 年来时有双下肢乏力，其余无明显不适。10 天前检查发现血钙高、血磷低，甲状旁腺激素明显升高。体格检查：甲状腺不大，未扪及明显异常，无压痛。辅助检查：血钙高、血磷低，甲状旁腺激素明显升高；肝肾功能正常；骨密度检查提示骨量下降；腹部 CT 提示右肾结石；甲状腺 CT 平扫 + 增强提示甲状腺未见异常，左侧甲状旁腺腺瘤或增生可能性大；颈部 MIBI 显像提示甲状腺左叶下极放射性浓聚区，考虑为甲状旁腺腺瘤或增生可能性大。临床诊断：原发性甲旁亢、肾结石。诊断依据：① 7 年来反复因肾结石就诊，多次行碎石治疗，疗效不佳；② 10 天前检查发现血钙高、血磷低，甲状旁腺激素明显升高；③骨密度相关检查提示骨量下降；④甲状腺 CT 平扫 + 增强、颈部 MIBI 显像提示左侧甲状旁腺肿大，腺瘤或增生可能性大。治疗：外科行肿大甲状旁腺切除术，术后监测血钙、血磷及甲状旁腺激素等，积极补充钙、磷及维生素 D 等，定期内分泌门诊复诊。治疗后患者血钙及甲状旁腺激素等降至正常水平，肾结石未再复发。

病例 2　原发性甲旁亢骨型

患者女性，64 岁，因“驼背 2 年、膝关节疼痛 6 个月”就诊。患者近 2 年来逐渐驼背，并持续加重，胸廓前凸，身高变矮，四肢细小；近半年来双膝关节疼痛加重，逐渐不能行走。体格检查：甲状腺不大，未扪及明显异常。驼背，胸部前凸畸形，腰椎后凸畸形。右下肢外旋，无法移动，骶尾部及右大腿根部可见约 30cm×12cm 大小压疮。辅助检查：血钙高、血磷低，甲状旁腺激素明显升高；骨密度检查提示重度骨质疏松；骨扫描提示全身多处骨质疏松；甲状腺超声提示左侧甲状腺下方可见异常回声，直径约 4cm，考虑为甲状旁腺；颈部 MIBI 显像提示甲状腺左叶下极放射性浓聚区，考虑为甲状旁腺腺瘤或增生可能。临床诊断：原发性甲旁亢、重度骨质疏松。诊断依据：①血钙高、血磷低，甲状旁腺激素明显升高；②影像学检查提示全身重度骨质疏松；③甲状腺超声、颈部 MIBI 显像提示左侧甲状旁腺肿大。治疗：①外科行肿大甲状旁腺切除术，术后监测血钙、血磷及甲状旁腺激素等，积极补充钙、磷及维生素 D 等，定期内分泌门诊复诊。②对症治疗，康复训练。治疗后，患者血钙、血磷及甲状旁腺激素等降至正常水平，骨质疏松好转，能自由行动。

病例 3　继发性甲旁亢骨型

患者女性，38 岁，因“尿毒症 6 年、右上臂及胸背部疼痛 4 个月、发现甲状旁腺激素升高 1 个月”就诊，其余无明显不适。体格检查：甲状腺不大，未扪及明显异常，无压痛。胸 7 椎体叩痛，右上臂稍肿胀，压痛明显。辅助检查：血钙高、血磷高，甲状旁腺激素明显升高；骨密度检查提示骨质疏松；胸部 CT 平扫＋增强提示胸 7 椎体溶骨性破坏、压缩性骨折，右肱骨上段病理性骨折，以及右侧锁骨、肩胛骨、胸骨，右侧第 5 ～ 7、10、11 肋骨，左侧第 7、11 肋骨，腰 5、双侧骶骨、髂骨、股骨上段骨质改变；骨扫描提示全身多处骨质疏松；甲状腺超声提示双侧甲状腺下方见低回声结节，考虑为甲状旁腺；颈部 MIBI 显像提示甲状腺左叶下极及右叶上下极见放射性浓聚区，考虑为肿大甲状旁腺。临床诊断：继发性甲旁亢、全身多处骨折、骨质疏松。诊断依据：①尿毒症6年；②右上臂及胸背部疼痛4个月；③血钙高，甲状旁腺激素明显升高；④影像学检查提示全身多处骨折，骨质改变及骨质疏松；⑤甲状腺超声、颈部MIBI显像提示双侧多发甲状旁腺肿大。治疗：①外科行甲状旁腺次全切除术，术后监测血钙、血磷及甲状旁腺激素等，定期内分泌门诊复诊；②对症治疗，康复训练。治疗后，患者血钙、血磷及甲状旁腺激素等降至正常水平，骨折痊愈，骨质疏松好转。

病例4　继发性甲旁亢面部骨骼改变（“狮面脸”）

患者女性，47岁，因“尿毒症10年，面部骨骼改变5年”就诊。患者10年前被诊断为肾衰竭，并规律透析，每周2次。近5年来，患者出现面部骨骼改变，逐渐变得凹凸不平（“狮面脸”），检查发现血钙高、血磷高、甲状旁腺激素明显升高。体格检查：甲状腺不大，未扪及明显异常；面部骨骼凹凸不平。骨密度检查提示骨质疏松；甲状旁腺B超提示3枚甲状旁腺肿大；颈部MIBI显像提示甲状腺左叶下极、右叶上下极放射性浓聚区，考虑为甲状旁腺腺瘤或增生可能。临床诊断：继发性甲旁亢。诊断依据：①尿毒症10年；②血钙高、甲状旁腺激素明显升高；③甲状腺超声、颈部MIBI显像提示双侧可见肿大甲状旁腺。治疗：外科行肿大甲状旁腺切除术，术后监测血钙、血磷及甲状旁腺激素等，定期内分泌门诊复诊。治疗后，患者血钙、血磷及甲状旁腺激素明显下降，随访18个月余，面部骨骼改变未再加重。

病例 5　乳腺癌患者维生素 D 不足相关性甲旁亢经保守治疗后恢复正常

女性乳腺癌患者，52 岁，既往有肾结石发作病史 2 年。乳腺癌系统治疗后，门诊随访检查发现甲状旁腺激素增高，血钙在正常范围内偏低。颈部彩超检查未见明显肿大甲状旁腺；腹部彩超检查提示双肾结石。进一步检查 25- 羟维生素 D 示维生素 D 不足；双能 X 线骨密度检查示骨量下降。临床诊断：维生素 D 缺乏 / 不足或钙剂补充不足相关性甲旁亢、肾结石。给予积极补充维生素 D 和钙剂后，甲状旁腺激素恢复正常。半年后复查：血钙和甲状旁腺激素正常，骨密度好转，全身肌肉骨骼关节疼痛、软弱乏力等不适症状好转，肾结石未再复发。

病例 6　原发性甲旁亢肾型致急性肾衰竭

患者女性，43 岁，2 年来反复因肾结石就诊，多次行碎石治疗。患者 2 年以来时有腰背、四肢肌肉、关节疼痛及软弱乏力等不适。1 个月前因无尿、急性肾衰竭入院，复核病历，发现 2 年前血钙增高，未引起重视，未查血甲状旁腺激素。体格检查：甲状腺不大，未扪及明显异常，无压痛。辅助检查：血钙高、血磷低，甲状旁腺激素明显升高；肝功能正常，肾功能异常（血肌酐明显增高）；骨密度检查提示骨量下降；腹部 CT 提示双肾结石，右肾盂明显扩张、积水。临床诊断：原发性甲旁亢，肾盂输尿管结石梗阻并急性肾衰竭。积极术前准备，并于透析后行急诊手术取结石，解除梗阻。术后尿量恢复，肾功能好转。进一步行颈部彩超检查，提示右下极甲状腺背面肿大甲状旁腺可能；

颈部 MIBI 显像提示甲状腺右下极放射性浓聚区，考虑为甲状旁腺腺瘤或增生可能。遂行甲状旁腺探查、右下极肿大甲状旁腺切除术，术中病理检查提示右下极甲状旁腺腺瘤。术后血钙降至正常值以下，甲状旁腺激素降至正常水平，积极补充钙、磷及维生素 D 等，定期门诊复诊。治疗后患者血钙和甲状旁腺激素及肾功能恢复至正常水平，肾结石未再复发。

病例 7　原发性甲旁亢致慢性肾衰竭（尿毒症）

患者女性，62 岁，8 年来反复因肾结石就诊，多次行碎石治疗。患者 3 年前因无尿、急性肾衰竭入院，诊断为双侧肾盂、输尿管结石梗阻并急性肾衰竭，透析后行急诊手术取结石，解除梗阻。术后尿量恢复，肾功能好转，但仍轻度受损。进一步检查发现高钙血症，甲状旁腺激素增高。颈部彩超提示左下极甲状腺背面肿大甲状旁腺可能；颈部 MIBI 显像提示甲状腺左下极放射性浓聚区，考虑为甲状旁腺腺瘤或增生可能。临床诊断：原发性甲旁亢致双侧肾盂、输尿管结石梗阻并轻度肾功能损伤。患者有行甲状旁腺探查、左下极肿大甲状旁腺切除术指征，但患者因种种原因一直未行甲状旁腺手术治疗，其间结石反复发作并发肾衰竭，最终发展为尿毒症，被迫终身透析治疗。

病例 8　维生素 D 不足相关性甲旁亢经内科治疗后恢复正常

患者女性，56 岁，体检发现甲状旁腺激素增高，血钙在正常范围内偏低，25-羟维生素D不足。颈部彩超检查未见明显肿大甲状旁腺，双能X线骨密度检查提示骨量下降。临床诊断：维生素D缺乏/不足或钙剂补充不足相关性继发性甲旁亢。给予积极补充维生素D和钙剂后，甲状旁腺激素恢复正常，血钙升高。半年后复查，血钙和甲状旁腺激素正常，骨密度好转。

病例9　维生素D缺乏相关性甲旁亢经内科治疗后恢复正常

患者女性，61岁，3个月前因全身肌肉骨骼疼痛不适，检查发现骨质疏松、血钙和甲状旁腺激素升高。颈部彩超和颈部MIBI显像检查未见明显肿大甲状旁腺。经多家医院检查，考虑为原发性甲旁亢，因定位不明确，建议门诊定期随访，待甲状旁腺定位明确后行手术治疗。3个月后，患者来院复查，血钙和甲状旁腺激素仍轻度升高，进一步检查示25-羟维生素D缺乏。给予积极补充维生素D治疗后骨质疏松好转，血钙恢复正常，进一步加强补钙后，甲状旁腺激素亦恢复正常。半年后复查，血钙和甲状旁腺激素正常，骨质疏松好转。患者避免了手术治疗。

病例10　肾结石反复发作经积极补充维生素D和钙剂后好转

患者男性，38岁，8年前体检显示骨量下降，3年来反复发作肾结石，偶有晨醒时抽筋，无明显腰背、四肢肌肉、关节疼痛，无明显乏力等不适。体格检查：甲状腺不大，未扪及明显异常，无压痛。辅助检查：血钙正常（2.2mmol/L）、甲状旁腺激素正常（38pg/ml）、25- 羟维生素 D 不足（18ng/ml）；肾功能正常，肝功能轻度异常；骨密度检查提示骨量下降；腹部超声检查提示双肾结石，双肾盂轻度扩张、积水。临床诊断：双肾结石、血钙偏低、甲状旁腺功能增强。给予积极补充钙剂和维生素 D 等，定期门诊复诊。治疗 1 年后复查，患者血钙升至 2.4mmol/L，甲状旁腺激素降至 26pg/ml，25- 羟维生素 D 升至 30ng/ml，肾结石未再复发。

病例 11　甲旁亢术后经积极补充维生素 D 复发性口腔溃疡好转

患者女性，66 岁，因发现甲旁亢 1 个月入院手术。患者顽固性复发性口腔溃疡 31 年，每个月口腔溃疡均有不同程度的发作。体格检查：口腔黏膜多处溃疡；甲状腺不大，未扪及明显异常，无压痛。辅助检查：高血钙、甲状旁腺激素升高、维生素 D 缺乏；肝、肾功能正常；骨密度检查提示骨量下降。临床诊断：甲旁亢、维生素 D 缺乏、顽固性口腔溃疡。积极术前准备后行甲状旁腺探查、右下极肿大甲状旁腺切除术。术后血钙和甲状旁腺激素降至正常水平，给予积极补充钙及维生素 D 等。3 个月后复查，口腔溃疡消失，血钙、甲状旁腺激素及 25- 羟维生素 D 均正常。此后定期门诊复查，口腔溃疡基本控制。

病例 12　反复口腔溃疡经积极补充维生素 D 后好转

患者女性，65 岁，反复发作口腔溃疡 10 余年，每 1 ～ 2 个月均有一次不同程度的口腔溃疡发作，治疗效果不佳。血液生化检查提示维生素 D 缺乏（25- 羟维生素 D 8.9ng/ml）。临床诊断：维生素 D 缺乏、顽固性口腔溃疡。给予积极补充维生素 D 治疗。2 个月后口腔溃疡明显好转，3 个月后口腔溃疡基本消失，复查 25- 羟维生素 D 正常。此后口腔溃疡基本控制，很少发作。